Johannes

Das Gewicht

Roma

Johannes Wally

DAS GEWICHT DER BILDER

Roman

Leykam

Die Drucklegung dieses Werkes wurde gefördert durch:

GRAZ

Das Land Steiermark
→ Kultur, Europa, Außenbeziehungen

Layout + Satz: Gerhard Gauster
Umschlagszeichnung: Laura Ecker
Gesamtherstellung: Leykam Buchverlag

ISBN 978-3-7011-8089-9
www.leykamverlag.at

Für Lisa

**We have to hope, Daniel was saying,
that the people who love us and who know
us a little bit will in the end have seen
us truly. In the end, not much else matters.**
(Ali Smith, Autumn)

★

Denn da ist keine Stelle, die dich nicht sieht.
(Rainer Maria Rilke, Archaïscher Torso Apollos)

Eins

Ausgerechnet *dort*?

Fanny schüttelte den Kopf, Augen aufgerissen und Augenbrauen hochgezogen, als müsse sie Platz für so viel Verwunderung schaffen. Schließlich führte sie ihren Cappuccino an den Mund, trank jedoch nicht, sondern sah mich über den Tassenrand an: „Für ein, zwei Nächte: ja. Für etwas Ernsthaftes: nein."

Mit *dort* meinte Fanny das *Dumbbells*, ein kleines Fitnessstudio, in dem noch genauso trainiert wurde wie in den Neunzehnsechzigerjahren, als sich Arnold Schwarzenegger Muskeln für seine beispiellose Karriere antrainierte: mit Lang- und Kurzhanteln und Maschinen, bei denen die Belastung der jeweiligen Muskelgruppen mittels Seilzügen und nicht mittels Touchscreen eingestellt wurde. Fanny straffte ihren Körper im John Harris und trank ihr Glas Muskateller nur in Innenstadtlokalen. Für sie war das *Dumbbells* ein Gegenort, ein Platz für Leute, an denen man mit gesenktem Kopf vorbeiging, wenn sie einen nach dem Weg fragten.

Ihre Vorstellung war völliger Unfug. Das *Dumbbells* kannte keine Einschreibgebühr, keine vertragliche Bindung, dafür aber günstige Monatstarife. Solche Bedingungen zogen Menschen an, deren finanzieller Rahmen enger gefasst war als Fannys. Aber dass man dort vor allem Ex-Häftlinge traf, wie sie sich gerne vorstellte, stimmte nicht. Im *Dumbbells* hoben alle möglichen Leute Gewichte: Jugendliche, Studierende, Angestellte, Geschäftsleute. Durchschnittstypen, mit Job, Auto und Hypothek. Ich will nicht behaupten, dass nicht auch Kerle beim Bankdrücken stöhnten, die irgendwann in ihrem Leben auf einer ähnlich schmalen Bank in einer Zelle gestöhnt hatten. Aber wer das war, wusste ich nicht. Interessierte mich auch nicht. Nicht jeder, der an den Unterarmen tätowiert ist, ist ein Ex-Häftling, und viele, die auf hart machen, sind Maulhelden. Nicht gefährlich.

Fannys Warnung war also aus der Luft gegriffen. Mehr noch: Sie war eine aus der Luft gegriffene Frechheit. Ihre

Warnung war nicht Ausdruck ihrer Sorge, sondern ihrer Eifersucht. Die bösen Jungs, wie sie sie nannte, faszinierten sie, nicht nur aus beruflichen Gründen. Und dass einer von ihnen mich beharrlich nach meiner Telefonnummer fragte, während sie gerade einmal von einem Konzipienten, dem die Schweißperlen einen Oberlippenbart zogen, in ein Gespräch über das europäische Kartellrecht verwickelt worden war, passte ihr nicht.

„No worries", erwiderte ich. „Ich bin ein großes Mädchen."

„Genau das macht mir ja Sorgen", gab Fanny zurück. „Wie meine Mutter immer zu sagen pflegte: Kleine Mädchen, kleine Sorgen. Große Mädchen, große Sorgen."

„Jetzt hör aber auf. Ich bestelle dir gleich einen Grappa, damit du lockerer wirst."

Fanny lachte: „Wäre vielleicht keine schlechte Idee. Aber ich muss los, noch einiges für die morgige Verhandlung vorbereiten. Sonst reißt mir mein Chef den Kopf ab."

Sie hob die Hand, um den Kellner zu rufen, doch ich drückte ihren Arm sanft nach unten. Der Cappuccino ging auf mich. Fanny stand auf und zog sich den Mantel über ihren dunkelgrauen Hosenanzug. Dann neigte sie sich zu mir und küsste mich auf beide Wangen: „Pass auf dich auf, Süße." Und schon war sie auf der Straße, eine junge Frau, die zielstrebig die Stationen ihrer Karriere ansteuerte. Ich sah ihr nach, bis sie um die Ecke gebogen war. Dann rief ich den Kellner und zahlte. Der Kellner wünschte mir noch einen schönen Nachmittag, ich schulterte meine Sporttasche und machte mich auf den Weg.

*

Im *Dumbbells* gab ich meine Mitgliedskarte, an deren Seitenkanten für jeden bezahlten Monat ein Loch gestanzt worden war, ab und erhielt den Schlüssel für ein Kästchen in der Umkleidekabine. Hier trainierten fast nur Männer und die Umkleidekabine für Damen war leer. Das war mir recht, auf taxierende Blicke oder einfach nur auf die Nähe eines fremden, verschwitzten Körpers konnte ich verzichten. Die wenigen Frauen, die hier trainierten, gehörten fast alle zu einem Kickboxverein. Trainiert wurden sie von einem älteren Herrn, dessen Bauch nur ungenügend von seiner Trainingsjacke kaschiert wurde und der die jungen Frauen nach ihren Mahlzeiten ausfragte, während diese Kniebeugen mit unvorstellbaren siebzig Kilogramm auf den Schultern machten. „Und hopp“, ermutigte der Herr mit Wohlstandsbauch die Kickboxerinnen, wenn sie aus der Hocke hochkamen. „Und hopp.“ Nachdem mich Arthur das erste Mal nach meiner Telefonnummer gefragt hatte, war ich misstrauisch gewesen. Warum mich fragen und nicht die drahtigen und dabei an den richtigen Stellen so kurvigen Kämpferinnen?

Ich schloss den Sport-BH und zog mir ein hüftlanges, ärmelloses Tanktop an. Seit ich ins *Dumbbells* ging, hatte sich mein Körper verändert: Arme und Schultern waren gestrafft, Beine und Po gekräftigt, jedoch bei weitem nicht in dem Ausmaß, wie es ein halbes Jahr Schinderei erwarten lassen würde. Außerdem hatte ich zugenommen. Muskelmasse, angeblich. Mit einem Zumbakurs hätte ich mein Aussehen wohl eher dem gängigen Schönheitsdiktat angleichen können, außerdem entsprach brasilianischer Hüftschwung und temperamentvolles Aufstampfen wohl auch eher dem, was sich Männer unter einem Frauensport vorstellten. Aber Vorstellungen zu entsprechen, war noch nie meine oberste Priorität gewesen.

An der Bar, hinter der der Betreiber des Studios Sportgetränke und Proteinshakes ausschenkte, stand Jürgen, einen halben Kopf kleiner als ich, muskelbepackt und an allen für mich sichtbaren Stellen rasiert. Ich kam nicht unbemerkt an ihm vorbei: „Servus!“ Gerade, dass er mir nicht auf die Schulter klopfte. Ich weiß nicht, wann er sich seine Muskeln antrainiert hatte, irgendwann in seiner Jugend wahrscheinlich. Er war jeden Tag im *Dumbbells* und klopfte Sprüche. Nur gelegentlich unterbrach er seine von kehligem Lachen durchbrochenen Monologe mit einem kurzen Hanteltraining oder ein paar Ruderübungen. Nicht dass mich Jürgen oder sein Trainingsplan interessiert hätte. Aber seit ein paar Wochen, fast gleichzeitig mit Arthurs Interesse an meiner Telefonnummer, hatte er es ebenfalls auf mich abgesehen, war ich Adressatin seiner burschikosen Annäherungsversuche. Ich grüßte zurück – ein Fehler, denn er fühlte sich zu einem Vorschlag ermutigt: „Ich erzähle die Geschichte noch schnell fertig und dann trainieren wir ein bisschen!" Das kam nicht in Frage. Doch die Vorstellung, ihm das klar machen zu müssen, setzte mich unter Druck. Da kam mir der Zufall zu Hilfe. Kaum dass Jürgen seinen Vorschlag geäußert hatte, machte einer seiner Kumpels, gut zwanzig Jahre jünger als Jürgen, an der Bar Halt und verwickelte ihn in ein Gespräch, in dem Jürgens Kompetenz gefordert war. Wie viele Kalorien man pro Tag zu sich nehmen soll, und welche Marke bei Proteinshakes empfehlenswert sei. Und nicht zu vergessen: Besser mehr Gewicht und wenig Wiederholungen oder wenig Gewicht und mehr Wiederholungen? „Puhh", schnaubte Jürgen mit einem Blick auf mich. „Das ist schwer zu sagen. Das ist jetzt eine längere Geschichte und wir wollten gerade …"

„Mach dir keine Umstände", fiel ich ihm ins Wort, „ich fange schon einmal an." Und weg war ich, allerdings nicht in Richtung Aufwärmhalle mit Laufband und Crosstrainer, sondern zu den Langhanteln im hintersten Bereich des Studios. Bei der Halterung mit der hochgelagerten Langhantel trainierte niemand, und ich beschloss es den Kickboxerinnen nachzumachen, allerdings nicht mit siebzig, sondern mit dreißig Kilogramm. Ich hob die Gewichte, die an der Hantelstange befestigt waren, hinunter und ersetzte sie durch zwei Scheiben mit jeweils fünf Kilogramm. Zusammen mit dem Eigengewicht der Stange waren das dreißig Kilo. Dann legte ich die Hantel auf meine Schultern, hob sie von der Halterung und ging in die Hocke. „Und hopp", höhnte die Stimme in meinem Kopf, als ich wieder hochkam.

Ich hasste diese Übung. Sie verlangte viel Kraft und Konzentration. Nach der siebten Kniebeuge legte ich die Hantel wieder auf die Halterung und atmete mit geschlossenen Augen durch. Meine Oberschenkel pulsierten, über der rechten Kniescheibe spürte ich ein Ziehen, ebenso in meinem unteren Rücken. Ich hatte einige Male mit vorgebeugtem Oberkörper ein- und ausgeatmet, da hörte ich, wie jemand hinter mich trat: „Na, heute *Leg day*?" Ich öffnete die Augen und drehte mich um. Hinter mir stand Arthur. Ich musste lächeln: „Ja, leider. Ich hasse Kniebeugen."

„Die sind auch anstrengend. Du trainierst ja auch die größte Muskelgruppe damit. Ist aber gut für deinen Hintern." Er zwinkerte mir zu und rückte dann mit fachmännischem Griff das Gewicht am rechten Ende der Stange zurecht: „Darf ich dir etwas zeigen?"

Eigentlich nicht.

Doch dann sah ich aus den Augenwinkeln Jürgen, der sich mit suchendem Blick umsah. „Okay", sagte ich zu Arthur. „Aber wenn du ein einziges Mal ‚Und hopp' sagst, wenn ich aus der Hocke hochkomme, knalle ich dir eine." Arthur schüttelte den Kopf, geradezu empört über diese Unterstellung, dann stellte er sich breitbeinig neben mich und führte die Bewegung aus, die er gleichzeitig beschrieb: „Wenn du *Squats* machst, dann stell dich schulterbreit hin und geh in die Hocke, bis Unter- und Oberschenkel einen nicht ganz 90-Grad-Winkel bilden. So als würdest du dich hinsetzen." Er wippte mit seinem nach hinten gereckten Hintern wie ein Abfahrtsläufer. „Und pass auf, dass du mit dem ganzen Fuß auf dem Boden bleibst und nicht die Fersen vom Boden abhebst. Sonst geht die Belastung auf den Rücken und nicht in die Oberschenkel." Ich nickte und wartete bis er wieder aufrecht stand. Dann lud ich mir wieder die Hantel auf die Schultern. Arthur stellte sich hinter mich, um mich stützen zu können, sollte meine Kraft nicht ausreichen. Ich atmete durch und begann mit der Übung. Und tatsächlich, Arthur meinen Trainer spielen zu lassen, erfüllte seinen Zweck. Nach dem zweiten Durchgang tat mir mein Rücken nicht mehr weh und Jürgen hielt es auf Distanz: Als er endlich zu der Langhantel kam, an der ich trainierte, und Arthur entdeckte, der breitbeinig hinter mir stand und mich leicht an den Hüften hielt, ging er vorbei, langsam und die Arme schwingend, als mache er gerade einen absichtlosen Spaziergang.

Arthur und ich trainierten die nächsten zwei Stunden gemeinsam. Wir übten Klimmzüge, machten Sit-ups an schräg gestellten Bänken und hoben Kurzhanteln vor der verspiegelten Fitnessstudiowand. Dabei machten wir uns über die anderen, *echten* Bodybuilder mit ihren gigantischen Oberarmen lustig. Schließlich liefen wir ein paar Kilometer, und als ich erschöpft vom Laufband stieg, musste ich mich an den Seitenstangen festhalten. „Alles okay?“, fragte Arthur. Ich atmete ein und aus. „Alles bestens, bin nur erledigt.“ Arthur lachte: „Ja, das war ein gutes Training.“ Er wischte sich mit seinem Handtuch den Schweiß von der Stirn. Dann sah er mich an und sagte, den ansteigenden Tonfall eines bittenden Kindes imitierend: „Du?“

„Du willst meine Telefonnummer?“

„Nein. Etwas ganz anderes.“

„Was denn?“

„Jetzt, wo du so viel trainiert hast, braucht dein Körper Flüssigkeit.“ Er sah mich mit gespielter Besorgnis an. „Wir sollten etwas trinken gehen.“

Ich verschränkte meine Finger, drehte meine Handflächen in Richtung Zimmerdecke und streckte die Arme durch. Ich dehnte mich ausgiebig, während Arthur mich mit hochgezogenen Augenbrauen ansah. Schließlich ließ ich die Arme wieder sinken: „Na gut."

Unter der Dusche wurde ich unsicher. Wollte ich wirklich mit ihm etwas trinken gehen? Außerdem: Ich hatte nur legeres Wechselgewand bei mir – Cargohose und ein schlichtes Top –, keine Wimperntusche, keinen Lippenstift. Aber das war eigentlich egal. Schließlich hatte er mich gefragt. Ich wusch mir dann doch gegen meine Gewohnheit den Kopf, obwohl es im *Dumbbells* keinen Föhn gab; in den Neunzehnsechzigerjahren galten Föhnfrisuren unter Bodybuildern noch nicht als modisch. Zum Glück war es frühsommerlich warm, und so band ich meine Haare einfach im Nacken zusammen. Dann ging ich zum Empfangsraum, um den Schlüssel gegen meine Mitgliedskarte einzutauschen. An der Sportbar standen Arthur und Jürgen und unterhielten sich. Als mich Arthur sah, klopfte er Jürgen auf die Schulter. Dieser grüßte mit einem lässigen Kopfnicken – auch mich –, und wir verließen das *Dumbbells*.

Zwei

Als mich Fanny ein paar Tage später anrief, putzte ich mir gerade die Zähne. Es war nach elf Uhr abends, und ich hätte gar nicht abgehoben, wenn nicht ihr Name auf meinem Display gestanden wäre. „Hast du morgen Abend Zeit?“, fragte sie ohne Begrüßung. Ich musste mir erst den Mund ausspülen, bevor ich antworten konnte. Das dauerte Fanny zu lange. „Hallo. Hallo!“, dröhnte sie, sodass ich mein Mobiltelefon vom Ohr weghielt. „Schläfst du schon oder hat es dir die Rede verschlagen?“ Als Antwort gurgelte ich in das Telefon und spuckte geräuschvoll ins Becken. „Ich mache mich gerade bettfertig, Süße. Manche Leute müssen arbeiten und gehen um diese Uhrzeit schlafen!“

„Manche Leute arbeiten bis um diese Uhrzeit und können erst später schlafen gehen“, äffte Fanny mich nach. Obwohl sie sich Mühe gab, vorwurfsvoll zu klingen, gelang es ihr nicht, den Stolz über ihr Arbeitspensum aus ihrer Stimme zu bannen.

„Also, hast du dich wieder einmal an deine Freundin erinnert“, gab ich zurück.

„Ja. Tut mir leid, dass ich mich die letzten Tage nicht gemeldet habe. Wir haben gerade den Mörderstress in der Kanzlei. Aber dafür rufe ich jetzt an. Magst du morgen mit mir zu einer Party gehen? In einer Villa. Irgendein reicher Freund meiner Kollegin lädt ein. Eine Band wird spielen.“ Sie lachte motivierend. „Mach dich ein bisschen fein, und wer weiß. Vielleicht musst du dann ja nicht mehr in deinem Fitnessstudio auf Männerjagd gehen.“

„Ich weiß nicht.“ Mit dem kleinen Finger strich ich mir die Augenbrauen glatt, die ich mir zu Fannys Entsetzen nicht zupfte. „Ich habe morgen bis sechs Uhr dreißig Nachmittagsunterricht. Bis ich zuhause bin, geduscht und umgezogen, ist es nach acht Uhr. Das ist dann schon ein bisschen spät. Und am Freitag muss ich früh raus.“

„Aber, geh!“, unterbrach mich Fanny. „Ich hole dich um halb neun ab! *You've got to fight for your right to party!*“ Die vorletzte Silbe zog Fanny zu einem langen Grölen hinaus. Ich nutzte ihren Übermut, um mir den Mund noch einmal auszuspülen. Als es am anderen Ende der Leitung wieder still wurde, sagte ich: „Bis morgen dann.“

*

Eine Band war es nicht gerade. Eine Gitarristin und ein Geiger spielten in einer Ecke des ebenerdigen Wohnzimmers, das wegen seiner Größe eher Wohnhalle genannt werden musste und in dessen Zentrum ein Tisch mit einem Blumenstrauß stand, der in jeder anderen Wohnung protzig gewirkt hätte, sich hier aber unaufdringlich in das Gesamtensemble aus Designermöbeln und Landschaftsfotografien einfügte. Die beiden Musiker spielten wunderbar. Unaufdringlich und doch voller Dynamik spielten sie Lieder der Hitparade der letzten dreißig Jahre und verliehen durch die spezielle Instrumentierung selbst dem abgedroschensten Schlager so etwas wie Tiefe.

Die Gäste schienen ihre Kunst nicht zu bemerken. Sie waren offenbar alle direkt aus dem Büro gekommen. Die Damen warfen kokette Blicke in grauen Kostümen, die Herren stolzierten in dunkelblauen Anzügen, allerdings ohne Krawatte. *Casual Friday-Style*, auch wenn es erst Donnerstagabend war. Es war genau die Art von Menschen, mit denen ich nichts anfangen konnte. In der Schule hatten sie in Deutschaufsätzen gegen Schuluniformen gewettert und jede Normierung als Angriff auf ihre Individualität abgelehnt. Nun aber trugen sie Prada und Hugo Boss als Symbole ihres außergewöhnlichen Erfolgs und erinnerten doch an eine Gruppe Monteure bei der Mittagspause. Mit dem Unterschied, dass diese wissen, dass ihr Arbeitsoverall praktisch, aber nicht symbolträchtig ist.

Fanny fand sich gleich zurecht. „Hey“, grüßte und winkte sie nach links und rechts und ließ ihre Stimme auf Sopranhöhe ansteigen. „Hey du“, sang sie und gab Küsschen da und Küsschen dort. Ich grüßte ebenfalls, schüttelte gelegentlich eine Hand, hielt mich aber meistens am Gurt meiner Handtasche fest und lächelte nur. Obwohl ich schlanker war als Fanny, kam ich mir wie das pickelige Dickerchen vor, das im Schulhof Pferdehefte liest, während sich die anderen Mädchen mit den Burschen neckische Wortgefechte liefern. „Du weichst heute Abend nicht von meiner Seite“, hätte ich Fanny am liebsten ins Ohr gezischt, aber das wäre eine sinnlose Aufforderung gewesen. Wenn mir Fanny diese Party auch als Möglichkeit verkauft hatte, mir einen Mann zu angeln, einen, der laut Fanny besser zu mir passen würde als die Kraftlackeln aus dem *Dumbbells*, so wusste ich nur zu gut, dass das hier Fannys Party und Fannys Bühne war. Ich hatte einfach nur dekorativ zu sein. Ich nahm ihr das nicht übel. So war das manchmal in Freundschaften. Wir waren keine fünfzehn Minuten auf der Party, da stellte Fanny mir den Gastgeber vor. Dann ließ sie mich, mit dem Hinweis, sie müsse jemanden begrüßen, allein.

Der Gastgeber war älter als ich und offenbar der Einzige, der nicht aus dem Büro gekommen war. Geckenhaft sah er aus in seinem rosa Sakko und den dunkelblauen Chinos, zu denen er Segeltuchschuhe ohne Socken trug. Trotz seines Aufzugs schien er nicht unsympathisch.

„Fanny hat mir schon von dir erzählt“, sagte er und strich sich über sein nach hinten frisiertes Haar, das sich in seinem Nacken zu Locken kräuselte. „Ich darf doch du sagen – wir sind hier alle per du.“

„Natürlich“, erwiderte ich. „Nette Party!“

„Danke schön. Gelegentlich muss man sich auch ein bisschen amüsieren.“

„Schöne Villa!“

Der Gastgeber lächelte: „Mein Urgroßvater ließ sie bauen. Hast du schon den Garten gesehen?“ Ohne auf eine Antwort zu warten, nahm er mich beim Arm und führte mich durch die Wohnhalle, vorbei an dem riesigen Blumenstrauß, auf die Terrasse. Dort blieb er stehen, griff nach zwei Gläsern Sekt, die ein Kellner auf einem Tablett balancierte, und deutete mir mit dem Kopf, ihm weiter zu folgen. Wir gingen ein paar Schritte in den Garten, an dessen Ende, nur mehr als dunkler Umriss erkennbar, ein Gartenhäuschen stand. Etwa auf halbem Weg zwischen Terrasse und Gartenhäuschen war ein Brunnen im klassizistischen Stil angelegt worden, der von zwei einander bekämpfenden, bronzenen Pferden gekrönt war. Vorderhufe schlugen gegeneinander, Schneidezähne schnappten nach einem bemähnten Nacken: Aggression als stilvolle Eleganz.

„Mein Urgroßvater hat diesen Brunnen extra aus Paris kommen lassen."

„Sehr eindrucksvoll! Warum gerade zwei kämpfende Pferde als Zierde?"

„Er liebte Pferde und redete oft davon, eine Zucht aufzubauen. Wahrscheinlich deshalb."

Er nahm einen Schluck Sekt – preisgekrönt und aus der Region – und wandte seinen Kopf wieder dem Brunnen zu: „Meine Großmutter hasste die Statuen. Sie machten ihr Angst. Im Mondlicht können die beiden Pferde wirklich ziemlich unheimlich aussehen. Fast lebensecht!"

„Zu dumm, dass heute kein Mondlicht ist."

„Würdest du dich fürchten?"

Ich lächelte ihn überrascht an. So eine persönliche Frage, noch dazu in diesem herausfordernden Tonfall, hatte ich von ihm nicht erwartet: „Damit du mich beschützen kannst?"

Meine Gegenfrage irritierte ihn. Er wich zurück, nur ein wenig, und nahm einen Schluck Sekt. Dann schwieg er und auch mir fiel nicht ein, wie ich das Gespräch wieder in Gang bringen könnte. Doch da kam uns Fanny zu Hilfe, die plötzlich wieder neben uns stand: „Ihr scheint euch ja gut zu amüsieren." Dabei lachte sie melodiös und wies, ohne auf eine Antwort zu warten, hinter sich: „Kennt ihr euch eigentlich?“ Aus dem Schatten hinter ihr trat Arthur.

Arthur gab dem Gastgeber die Hand und streckte auch mir die Hand entgegen. Da ich jedoch außerhalb des Lichtkreises der Gartenlaterne stand, erkannte er mich nicht. Er nannte seinen Namen, dann drehte er sich, ohne mich nach meinem Namen gefragt zu haben, schon wieder Fanny zu. Kaum hatte diese seine Aufmerksamkeit, begann sie zu reden, lobte die Party, den Garten und den Brunnen und betonte mehrfach, wie sehr sie sich auf den Abend gefreut hätte. Im Büro gäbe es ja so viel Stress, da müsse man auch einmal raus, um den Kopf freizukriegen. „Man kann nicht immer nur arbeiten“, schloss sie ihren kleinen Monolog und legte Arthur die Hand auf den Oberarm: „Habe ich Recht oder Recht?“ Der Gastgeber bedankte sich für ihr Lob. Ganz genau so sei es auch intendiert gewesen. Schön übrigens, dass Fanny auch ihre Freundin mitgebracht hätte. „Ach ja“, gab Fanny zurück, als fiele ihr erst jetzt wieder ein, dass ich einen Meter neben ihr stand. „Das ist ja auch so eine, die man zu ihrem Glück zwingen muss. Außer Schule und Fitnessstudio kennt sie ja gar nichts mehr. Nicht wahr, Vanja!“

Arthur zuckte zusammen, als habe er einen elektrischen Zaun berührt: „Vanja?“ Er sah mich an und schüttelte den Kopf: „Nein, also wirklich. Ich habe dich gar nicht erkannt! Hier im Dunklen und so *angezogen* wie du bist.“ Ich konnte spüren, wie Fanny die Augenbrauen fragend bzw. irritiert zusammenzog, sehen konnte ich es nicht, denn Arthur verdeckte sie. Der Gastgeber sprach aus, was Fannys Stirn in Falten warf: „Ihr kennt euch?“ „Das“, erwiderte Arthur und trat einen Schritt zur Seite, sodass ich Fanny wieder sehen konnte, „ist meine Lieblingstrainingspartnerin. Letztens haben wir so richtig geschwitzt.“ Arthur stellte sich breitbeinig hin und ging in die Hocke. „Das kann sie so richtig gut“, lachte er und stellte sich wieder gerade.

Der Gastgeber zwinkerte sehr schnell mit den Augen und sagte ein paar Mal „Aha." Fanny fixierte mich, ein zorniges Lächeln andeutend. „Ja, wir haben unlängst ein ziemlich gutes Training gehabt", bestätigte ich Arthurs Erzählung.

„Im *Dumbbells* oder wie der Schuppen heißt, wo du hingehst?", fragte Fanny, die Lippen nach wie vor zu einer Drohung hochgezogen.

„Genau dort", mischte sich Arthur gut gelaunt ins Gespräch ein. „Du solltest einmal mitkommen!"

„Na unbedingt", erwiderte Fanny, nun die Augen zusammengekniffen. Es hätte wohl ironisch wirken sollen, sah aber bitter aus.

„Also, ich muss dann mal weiter, ein paar neue Gäste begrüßen. Wenn ihr mich bitte entschuldigt", sagte da der Gastgeber, nickte grüßend und federte zügig in seinen Segeltuchschuhen Richtung Villa.

„Ich muss auch noch ein paar Leute begrüßen. Für mich ist das ja nicht nur ein Vergnügen hier", zischte Fanny und folgte unserem Gastgeber. Allerdings federte sie nicht, sondern hämmerte ihren Abgang auf den Steinweg, der zurück zur Terrasse führte. Für einen Moment wollte ich ihr nachstürzen: „Alles in Ordnung?" und „Was ist denn los?" und „Habe ich etwas falsch gemacht?" Dann aber kam mir ein neuer, für mich unerhörter Gedanke: „Wenn du spinnen willst, dann spinn dich aus. Aber ohne mich als Publikum." Dieser Gedanke versetzte mich schlagartig in Feierlaune. „Und du", fragte ich Arthur. „Musst du auch verschwinden?"

„Nein", gab Arthur zurück. „Hier gibt es jede Menge hervorragenden Wein und ein ganz anständiges Bier gibt es auch. Und wenn unser Gastgeber beschließt, sein Erbe zu versaufen", fuhr er mit erhobenem Zeigefinger fort, „dann wollen wir diesen Entschluss, der wahrscheinlich der vernünftigste ist, den er je in seinem Leben fällen wird, doch mit allen zu Gebote stehenden Mitteln unterstützen."

„Drückst du dich immer so geschwollen aus?"

„Nur, wenn es um etwas Wichtiges geht."

Arthur bot mir seinen Arm an. Ich hakte mich unter und unterdrückte den Impuls, mich nach Fanny umzusehen.

*

Zwei Tage später rief ich sie an. Sie hob nicht ab, rief mich aber am Sonntagnachmittag zurück: „Das war das letzte Mal, dass ich dich auf eine Party mitnehme", grollte sie ins Telefon.

„Was war denn eigentlich los?"

„Stell dich nicht blöd. Du hast mir Arthur ausgespannt."

„Also von ausspannen kann wohl keine Rede sein!"

Fanny schnaubte ins Telefon. Dann wurde sie sachlich: „Ich kenne Arthur noch aus meiner Studienzeit und habe ihn immer recht nett gefunden. Eigentlich habe ich gedacht, er mag mich auch."

„Habt ihr zusammen studiert?"

„Nein", erwiderte Fanny. „Ich habe studiert, er hat gebummelt. Manchmal sah man ihn monatelang nicht auf der Universität. Ich glaube, er studiert noch immer."

Ich hatte mich am Donnerstagabend mit Arthur über alles Mögliche unterhalten. Wir hatten ein gutes Gespräch gehabt. Vielleicht gerade weil weder er noch ich das Thema unserer jeweiligen Berufe angeschnitten hatten. Wenige Dinge hasste ich mehr als die Frage: „Und was tust du?" Dabei: Prinzipiell war diese Frage ja in Ordnung. Was wir taten, definierte uns, allerdings fixierte es uns auch in den Köpfen anderer Menschen. Und das mit ziemlicher Absolutheit: Ein falsches Wort ließ sich leichter in ein Kreuzworträtsel einpassen als eine außergewöhnliche Idee in die Vorstellungswelt gewöhnlicher Gesprächspartner. Insbesondere jener, die die Berufswahl als das prägendste Ereignis einer Biografie erachteten. Gab ich zur Antwort, dass ich Lehrerin war, betonte ich jedes Mal, keine *typische* Lehrerin zu sein. Ich wollte nicht für eine arbeitsscheue

Pedantin gehalten werden, deren sadistisches Potential gerade einmal ausreichte, um Jugendliche zu terrorisieren. Es hatte mich also nicht gewundert, dass Arthur über alles Mögliche gesprochen hatte und zwar sehr eloquent über alles Mögliche, nur nicht über das, was er tat. Dass er noch immer studieren sollte, wunderte mich jedoch. Er musste Anfang dreißig sein und schien so voller Elan.

„Wirklich?“, fragte ich bei Fanny nach. „Er bummelt vor sich hin?“

„So viel ich weiß schon. Er ist ein netter Kerl. Man kann mit ihm Spaß haben, ins Kino gehen, auf Partys und ins Bett, wie du ja weißt …“

„Das weiß ich nicht“, unterbrach ich Fanny. Fanny fuhr ungerührt fort: „Ich sage es noch einmal: für ein oder zwei Nächte: ja. Für etwas Ernsthaftes: nein.“

Fannys Beharrlichkeit begann mir auf die Nerven zu gehen: „Hör mal, Fanny. Ich kann verstehen, dass du verärgert bist. Aber lass mich bitte mit deinen Ratschlägen in Ruhe. Und auf deine Unterstellungen kann ich auch verzichten.“

„Unter Freundinnen kann man sich Solidarität erwarten.“

„Wie meinst du das?“

Sie schwieg und antwortete auch nicht, als ich meine Frage wiederholte. Schließlich wechselte ich das Thema: „Viel los im Büro?“

„Ja“, schnappte Fanny. „Ich muss jetzt auch aufhören und etwas tun.“

„Es ist Sonntag.“

„Ich muss für morgen vorbereiten. Also, bis bald.“ Dann war die Leitung am anderen Ende tot.

Ich war wütend. Was sollte der Hinweis auf Solidarität? Versuchte sie tatsächlich, mir die mangelhafte Umsetzung ihrer Eigeninteressen als den Bankrott moralischer Prinzipien zu verkaufen? Ihr Hinweis, dass es unter Freundinnen Solidarität geben sollte, hieß im Klartext, dass das, was sie nicht haben konnte, ich nicht haben durfte. In jedem anderen als in ihrem Sprachgebrauch hieß das *Egoismus*. Ich warf das Telefon auf das Sofa und unterdrückte einen Fluch. Fanny würde lange warten können, bis ich sie wieder auf einen Cappuccino traf. Ich wollte in die Küche gehen, um mir ein Glas Wasser zu holen, da griff ich noch einmal nach meinem Handy. Ich hatte es schon in der Hand, als mir einfiel, dass ich Arthurs Nummer gar nicht hatte. Und er meine auch nicht. Ich beschloss, sie ihm beim nächsten Fitnesstraining zu geben.

⋆

„0676-400-14-13." Mit der Aufzählung dieser Ziffern begrüßte ich Arthur, als ich ihn das nächste Mal traf. Er hing gerade am Reck und als ich bei der letzten Zahl angekommen war, sprang er ab: „Ist das die Anzahl an Klimmzügen, die ich zu machen habe?"

„Nein, du Dummkopf. Das ist meine Telefonnummer!"

Arthur griff nach seinem Smartphone, das er als elektronischen Notizblock immer bei sich trug. Ich wiederholte die Nummer. Er tippte sie ein und rief mich an: „Jetzt kannst auch du mich anrufen", meinte er dabei. „Wir können uns aber auch gleich etwas ausmachen!", gab ich zurück.

Diesmal gingen wir nach dem Training nicht in unser Lokal, sondern zu Arthur nachhause. Für jemanden, der noch studierte, hatte er eine geräumige Wohnung, spärlich eingerichtet, doch die Möbel, die er besaß, waren geschmackvoll und teuer. Besonders faszinierte mich ein Stuhl, der gleichzeitig auch ein Bücherregal war. Man saß inmitten von Buchrücken und konnte zumindest jene Bücher, die nicht auf der Rückseite, sondern links und rechts des Sitzes angebracht waren, aus dem Regal nehmen und wieder an ihren Platz stellen, ohne dabei aufstehen zu müssen. Arthur hatte jede Menge Wirtschaftsbücher und Motivationsratgeber. Wege zum Erfolg wurden darin dargelegt, die, wenn man die Ratschläge mit der richtigen Einstellung umsetzte, Schnellstraßen sein würden: gerade Linien von Verlangen zu Erfolg, ohne Umleitungen und Kurven.

„Und, funktioniert es?", fragte ich ihn, als er mit einer Flasche Chardonnay, um die eine Kühlmanschette gewickelt war, und zwei Gläsern aus der Küche kam. Arthur sah mich fragend an und ich zeigte mit dem Finger auf einen Motivationsratgeber. Er schenkte ein, legte die Manschette um die Flasche und zuckte mit den Achseln: „Manchmal mehr, manchmal weniger."

„Und wofür willst du dich motivieren?"

„Einmal dafür, einmal dafür."

„Stimmt es, dass du noch studierst?"

Arthur hielt mir ein Glas hin und setzte sich in einen ockerfarbenen Polstersessel mir gegenüber: „Wer sagt das?"

„Fanny."

Arthur verzog sein Gesicht zu einem gequälten Lächeln und schüttelte den Kopf. „Fanny redet viel. Ich war die letzten Jahre zwar noch inskribiert, habe aber keine Prüfungen mehr abgelegt, weil ich gearbeitet habe. Ich habe eine kleine Firma gegründet, mit der ist es eine Zeitlang ziemlich gut gegangen. Dann nicht so gut. Aber mittlerweile habe ich wieder eine gute Geschäftsidee, und es ist nur eine Frage der Zeit, bis ich wieder oben auf bin."

„Was war das für eine Firma?"

„Ich war in der Lebensmittelproduktion."

„Und die neue Idee?"

„Gehört auch in diese Branche."

Arthur fuhr mit dem Zeigefinger den Stiel seines Weinglases entlang und sah mich, den Oberkörper nach vorne gebeugt, an: „Wird das jetzt ein Verhör?"

Ich ignorierte diese Aufforderung zum Themenwechsel: „Und woher willst du wissen, dass diese neue Idee besser funktioniert als die letzte?"

Arthurs Augen wurden groß: „Ganz einfach. Weil ich ein Glückskind bin."

„Tatsächlich? Und woher weißt du das?"

Arthur neigte sich noch weiter nach vorne: „Würdest du sonst hier sitzen?"

Drei

Wenige Wochen später hatte Arthur einen Geschäftstermin in einem kleinen Ort nordwestlich von Graz. Er erwähnte das nebenbei, als wir abends telefonierten, und beklagte sich, dass der Ort mit öffentlichen Verkehrsmitteln nur schwer zu erreichen sei. Den Zug müsse man nehmen und dann in den Postbus umsteigen, und dieser fuhr seit der letzten Fahrplanänderung nur mehr alle heiligen Zeiten. Ich bot ihm an, ihn zu fahren. Vor ein paar Monaten hatte ich einer Kollegin einen VW Golf abgekauft. Älteres Modell, doch tadellos in Ordnung, weil kaum gefahren, außerdem blitzblau lackiert. Ich brauchte den Wagen nicht unbedingt, aber der Gedanke mobil zu sein, morgens einfach aufzustehen und sich mit oder ohne Ziel in den Wagen setzen und wegfahren zu können, war verlockend gewesen. Ich hatte nicht lange nachgerechnet, meinen Bausparvertrag aufgelöst und den Wagen gekauft. Arthur nahm mein Angebot dankend an.

Als er jedoch hinzufügte, dass er den Geschäftstermin bei seiner Mutter, die Leiterin der dortigen Sparkassenfiliale war, hatte, hätte ich mein Angebot beinahe wieder zurückgezogen. Ich hatte Familien gegenüber – sowohl meiner eigenen als auch fremden – eine prinzipielle Scheu. Und seine Mutter zu treffen, selbst im Rahmen eines Geschäftstermins und selbst, wenn ich nur als Chauffeuse und nicht als Freundin vorgestellt wurde, schien mir einfach verfrüht. Eine Liebe sollte stabil sein, bevor man sie prüfenden Blicken aussetzt. Und von Liebe, stabil oder fragil, konnte bei uns wohl noch keine Rede sein. „Mach dir keine unnötigen Gedanken“, füllte da Arthur die Stille am Telefon aus, als kenne er meine Vorbehalte. „Du wirst meine Mutter gar nicht zu Gesicht bekommen. Sie ist immer beschäftigt, selbst an einem Freitagvormittag.“ Ich solle das Ganze einfach als unkomplizierten Ausflug bewerten: „Du führst dein Auto aus, und ich führe dich nachher aus.“

Mit dieser Sichtweise konnte ich leben. Am nächsten Freitag – der Unterricht war entfallen – kurz vor 8.00 Uhr morgens holte ich Arthur bei der Keplerstraße, Ecke Lendplatz ab. Dass er etwas Geschäftliches regeln wollte, hatte offenbar seine Kleiderwahl beeinflusst. Er trug eine beige Stoffhose und ein dunkles Sakko und sah auf die Uhr, obwohl ich zu früh war. Ich hupte, und als er die Tür öffnete, wirkte er nervös.

Ich fragte Arthur nicht, worüber er mit seiner Mutter sprechen würde. Nicht, dass ich keine Neugier verspürt hätte. Aber es war offensichtlich, dass er sich nicht unterhalten wollte. Da ich keine Lust auf ein Streitgespräch hatte, ließ ich ihn in Ruhe. Außerdem genoss ich es, meinen Golf zu fahren und dabei Publikum zu haben. Wenn ich schaltete, kuppelte ich mit besonderer Umsicht, hielt, obwohl ich zügig fuhr, auf der Autobahn den vorgeschriebenen Zwei-Sekunden-Abstand zu dem vor mir fahrenden Fahrzeug und lenkte beim Spurenwechseln den Golf so, dass er von einer Spur auf die andere glitt, ohne dass sein Gleiten mit einer hastigen Lenkbewegung korrigiert werden musste. Hinter dem *Volant* zu sitzen, gab mir ein Gefühl von Souveränität. Arthur gegenüber sogar ein Gefühl von Überlegenheit.

Als er zu mir einstieg, war es wolkenlos gewesen. Griffiges Herbstlicht hatte das morgendliche Treiben auf dem Lendmarkt umfasst. Während der Fahrt aber zogen dunkle Wolken auf, vereinzelt schlugen Regentropfen auf die Windschutzscheibe. Als wir ankamen, begann es zu regnen. Ich fuhr Arthur zur Filiale, er küsste mich flüchtig auf die Wange, dann war er verschwunden. Beim Hauptplatz stellte ich das Auto ab und setzte mich in ein Café. Ich bestellte einen Cappuccino, den die Kellnerin ärgerlicherweise mit Schlagobers servierte, holte eine Mappe mit Hausübungen aus meiner Umhängtasche und begann sie durchzusehen. Es war eine langweilige und frustrierende Tätigkeit, die erwiesener Maßen nicht sehr viel brachte. Dennoch zwang ich mich, mich zu konzentrieren, hinter dem Gestrüpp syntaktischer Fehlkonstruktionen Sinn zu entdecken. Als mein Handy plötzlich läutete, schreckte ich hoch. Es war

Arthur. Er bat mich, ihn von der Filiale abzuholen, da es so stark regnete. Ich sah zum Fenster hinaus und tatsächlich: Mit solcher Wucht fielen nun die Regentropfen, dass sie auf dem Asphalt zu zentimeterhohen Fontänen barsten. Ich zahlte und eilte, meine Jacke über den Kopf haltend, zu meinem Golf, den ich vis-à-vis des Cafés geparkt hatte.

Arthur hatte auf mich gewartet. Kaum dass ich den Wagen in zweiter Spur vor der Sparkassenfiliale hielt, riss er die Tür auf und stieg ein. Sein Gespräch schien nicht wie gewünscht verlaufen zu sein. Er schlug die Tür zu und griff nach dem Sicherheitsgurt, ohne mich zu begrüßen. Kaum dass die Schnalle im Gurtschloss eingerastet war, fuhr er sich durch das regennasse Haar und wies mit dem Kinn in Fahrtrichtung: „Fahren wir." Dann wandte er den Kopf zum Fenster und starrte hinaus, obwohl er außer den parallel verlaufenden Rinnsalen nicht viel sehen konnte. Als er kurz vor der Autobahnauffahrt immer noch nichts sagte, drehte ich das Radio auf.

Ein Interview mit einer Karrieretrainerin lief. Sie erklärte, dass sie zunehmend beobachte, wie Männer zwischen fünfundzwanzig und fünfundvierzig Jahren immer unsicherer im Berufsleben agierten. Allein die Körpersprache vieler ihrer Klienten gäbe davon Zeugnis. Die jungen Männer würden mit hängenden Schultern und gesenktem Brustbein grüßen. Ihre Anliegen brächten sie mit hoher, leiser Stimme und mit viel zu vielen Füllwörtern vor. Grund für diese um sich greifende Verunsicherung seien die vielen selbstbewussten, jungen Frauen, die auf den Arbeitsmarkt drängten und die für Männer eine völlig neue und letztlich undurchschaubare Konkurrenz darstellen würden. Während sich in Frankreich oder Skandinavien bereits ein gesellschaftlicher Wandel vollzogen hätte, der es Männern und Frauen erlaube auf Augenhöhe zu kommunizieren, herrsche im deutschsprachigen Raum nach wie vor Angst vor der *starken Frau.*

Diese Formulierung war zu viel für Arthur. „Starke Frau, starke Frau“, äffte er die Expertin nach. „Ich kann diesen vertrottelten Mythos von der starken Frau schon nicht mehr hören.“ Sein geräuschvolles Ausatmen mischte sich mit dem Radiomonolog: „Was ist das bitte, eine starke Frau? Ich weiß nicht, was das ist. Wenn sich ein Mann wie ein Arschloch benimmt, dann nennt man ihn ein Arschloch. Aber wenn eine Frau sich wie ein Arschloch benimmt, dann nennt man sie *stark*. Das ist doch absurd.“ Er schlug sich mit dem Handballen gegen die Stirn.

„Na, Moment“, unterbrach ich ihn. „Das ist eine totale Verdrehung der Wirklichkeit, was du da sagst. Du tust ja geradezu, als ob Frauen Männer über Jahrhunderte ungestraft unterdrückt hätten, während Männer, die dasselbe taten, sofort als Missetäter entlarvt und abgestraft worden seien.“

„Blödsinn. Aber denk doch einmal nach. Wenn einer nach dem starken Mann ruft, ist er ein Faschist. Wenn einer eine starke Frau bewundert, ist er modern!“

Ohne es zu wollen, stieg ich auf das Gaspedal: „Das ist völlig an den Haaren herbeigezogen: Du verwendest die Begriffe *starker Mann* und *starke Frau* in ganz unterschiedlichen Kontexten.“

„Aber!“ Arthur schüttelte den Kopf und streckte seine Hand aus, um das Radio abzudrehen.

Und da passierte es. Ich verriss das Lenkrad, doch der Golf reagiert nicht: Die Reifen hatten die Haftung auf dem Boden verloren und schwammen auf einem Wasserfilm auf. In einer unbedachten Abwehrreaktion trat ich auf die Bremse, das Heck scherte aus, ich versuchte gegenzulenken, wir drehten uns einmal um die eigene Achse und dann noch einmal. Dann rutschten wir rücklings in Richtung Leitplanke. Kurz vor dem Aufprall ließ ich das Lenkrad los und dachte: „Das war's dann.“

Der Film meines Lebens lief nicht vor meinen Augen ab.

Wahrscheinlich, weil es *das* dann doch noch nicht war. Durch die beiden Umdrehungen hatten wir stark an Geschwindigkeit verloren, sodass wir mehr gegen die Leitplanke stießen als prallten. Wir wurden nach vorne gerissen, aber die Sicherheitsgurte hielten uns, ohne, wie ich später feststellte, blaue Flecken oder Hautabschürfungen zu hinterlassen. Gegen die Fahrtrichtung und auf der Überholspur kamen wir zu stehen. Und das war das eigentliche Wunder: Nicht, dass wir bei dem Aufprall keine Knochenbrüche und kein Peitschenschlagsyndrom erlitten, sondern dass wir nicht von einem hinter uns fahrenden Fahrzeug gerammt wurden. Aber die Fahrbahn war genau diese wenigen Sekunden leer, und mit einer Geistesgegenwärtigkeit, von der ich nicht wusste, woher sie kam, startete ich den Motor, schlug das Lenkrad so stark wie möglich ein und fuhr, da sich der Golf problemlos lenken ließ, auf die rechte Spur. Dort fuhr ich weiter, langsam und vorsichtig, so lange bis ich an der Ampel wenige hundert Meter nach der Autobahnabfahrt wieder stehenblieb.

*

Arthur ließ ich beim Lendplatz aussteigen.

Als er ging, ohne sich von mir zu verabschieden und ohne auch nur ein einziges Wort seit dem Unfall mit mir gesprochen zu haben, war ich mir sicher, dass unsere Beziehung, bevor sie noch richtig begonnen hatte, beendet war. Wer wollte auch mit jemandem zusammen sein, der seinen Partner wegen einer Unachtsamkeit – noch dazu eine Unachtsamkeit, die aus einer bedeutungslosen Diskussion heraus entstanden war – in Lebensgefahr brachte? Ich parkte den Golf und ging mit zitternden Knien und den Gruß meines Nachbarn ignorierend in meine Wohnung. Dort legte ich mich aufs Bett und starrte auf die Zimmerdecke. Tränen liefen mir über die Wangen. Es war die Erschöpfung und das Nachlassen meiner Angespanntheit. Aber es war auch das Gefühl der Verlassenheit und der Enttäuschung. Als hätte mir jemand einen bereits zugesprochenen Preis aberkannt. Vielleicht hatte Fanny mit ihren Warnungen recht gehabt. Aus den falschen Gründen zwar, aber trotzdem recht: „Für ein, zwei Nächte: ja. Für etwas Ernsthaftes: nein.“ Gerne hätte ich sie angerufen, nicht um mit ihr das Geschehene zu erörtern, sondern um eine Stimme zu hören, die mich in die Zeit vor Arthur und vor dem Unfall zurückführen konnte; vor einen Unfall, der – zumindest was unmittelbare Folgen wie Verletzungen oder Blechschäden betraf – auf eine absurde Art konsequenzenlos war, sodass man mit der Erinnerung an ihn auch das Ereignis selbst gelöscht hätte. Aber ich konnte Fanny nicht anrufen. Den Triumph, mir Trost zu spenden, würde ich ihr nicht gewähren. Außerdem wollte ich mit ihr nicht über jenen „mich definierenden Verlust“ sprechen, wie Fanny es einmal formuliert hatte. Und das würde sich nur schwer vermeiden lassen, der Anlass war einfach zu gut, als dass Fanny auf eine weitere Analyse meiner Kindheit hätte verzichten können. Ich war einige Zeit gelegen, da läutete mein Handy. Es war Arthur: „Geht es dir so einigermaßen?“

„Ja, danke.“ Obwohl ich dagegen ankämpfte, fing ich an zu schluchzen. „Es tut mir leid.“

„Beruhige dich“, sagte Arthur leise. „Beruhige dich.“ Dann, nach ein paar Sekunden, in denen ich versuchte, mich wieder zu fassen: „Ich wollte dir nur sagen, dass der Unfall nicht deine Schuld war. Du bist nicht zu schnell gefahren.“

„Doch“, unterbrach ich ihn. „Es war meine Schuld. Ich war plötzlich wütend auf dich und da …“

„Ich weiß, aber ich habe diese blödsinnige Diskussion begonnen, weil ich zornig war. Und ich habe an dir etwas ausgelassen, was mit dir nichts zu tun hat.“

Wir schwiegen einige Augenblicke. Dann fragte Arthur: „Magst du dich später treffen?“

„Gerne.“

Nachdem Arthur aufgelegt hatte, musste ich weinen, dass es mich schüttelte. Als sich mein Atem wieder beruhigt hatte, starrte ich gegen die Zimmerdecke, die sich von mir wegzubewegen schien, eine stete Geschwindigkeit einhaltend, und flüsterte schließlich jenen Satz, den ich bislang nie auch nur hatte hören können, ohne peinlich berührt zu sein. „Ich liebe dich", flüsterte ich der sich träge wegbewegenden Zimmerdecke zu.

*

Wir trafen uns um acht Uhr im *Manhattan*, wo wir in letzter Zeit oft hingegangen waren. Ich hatte Paare häufig belächelt, die etwa nach ihrem Urlaub in ihr Stammlokal gingen, um mit den Berichten, die sie Bekannten aufdrängten, den Widerschein ihres privaten Glücks zu vervielfältigen. Aber heute konnte ich dieses Bedürfnis, als Paar, und zwar als glückliches, wahrgenommen zu werden, verstehen. Es war eine Vergewisserung der Zusammengehörigkeit. Etwas, das so wenig fassbar war wie die emotionale Verbindung zwischen zwei Menschen, wurde mit der Wahrnehmung durch andere bezeugbar – und damit real. Und heute, da es mir schien, als wäre mir mein Leben noch einmal geschenkt worden, wollte ich mich mit Arthur zeigen, wollte ich mich mit ihm betrinken und ihm, mir, der ganzen Welt entgegen schreien: „Wir haben überlebt. Wir gehören zusammen. Wir sind glücklich!"

An der Bar saßen zwei Männer, der eine mit sorgfältig gestutztem Bart, der andere mit einer violetten Hornbrille. An den hinteren Tischen saßen zwei Pärchen. Ansonsten war das Lokal leer, ungewöhnlich für einen Freitagabend. Arthur war noch nicht da. Ich setzte mich an den Tisch neben dem großen, rechteckigen Fenster, damit ich sehen konnte, wenn er auf das Lokal zuging. Es hatte zu regnen aufgehört, doch die Straßen waren nach wie vor nass, und die Lichter der Autos und Ampeln spiegelten sich vielfach in den Pfützen. Es hatte Überschwemmungen gegeben, im Bezirk Lienz waren mehrere

Muren abgegangen. Hier aber, mit Blick auf das Lichterfest vor dem Fenster, war es heimelig. Seit meinem Telefonat mit Arthur war in mir ein Gefühl aufgestiegen, süß und dickflüssig wie ein Erdbeersmoothie und dabei betörend wie Schnaps. Es erinnerte mich an etwas aus meiner Kindheit. Was genau, war unklar, aber es hatte etwas mit Vergebung zu tun, mit Erlösung und Angenommenwerden trotz eines schamvollen Fehlers. Ich hatte mich lange und ausgiebig geduscht, mich geschminkt und mir trotz des Wetters über schwarze Leggins ein Kleid angezogen, von dem ich wusste, dass es Arthur gefiel. Mir gefiel es weniger gut. Es war zu tief ausgeschnitten für meinen Geschmack, gleichzeitig ironisierte es den Vamp-Look mit einem floralen Muster, das an ein Puppenkleid erinnerte. Da es im *Manhattan* zugig sein konnte, trug ich einen hellroten Seidenschal, den ich, nachdem ich mich gesetzt hatte, nur lockerte, aber nicht abnahm. Als Irma vorbeikam, bestellte ich ein Glas Rotwein. Der Schein der Tischkerze verlieh dem Wein an der unteren Seite des Glases eine helle, ins Orange gehende Färbung, die mit dem Flackern der Flamme an Intensität gewann und wieder verlor. Das erinnerte an ein Kaminfeuer und verstärkte das Gefühl der Heimeligkeit. Ich griff nach dem Glas, trank aber nicht. Stattdessen schrieb ich mit dem Zeigefinger Arthurs Namen auf die Tischplatte: Die Magie der Buchstaben, die seinen Namen ergaben. Als ich fertig geschrieben hatte, schloss ich kurz die Augen. Dann nahm ich einen Schluck. Was hatte Arthur heute so irritiert? Bislang kannte ich Arthur nur als charmant und fröhlich. Sorgenfrei war er mir immer vorgekommen. Ich hatte in ihm ein Talent zur Unbekümmertheit vermutet. Ein Talent, um das ich ihn beneidet hatte: Wer die Widrigkeiten des Lebens an sich abperlen lässt wie Tropfen an einem Regenmantel, hat es einfacher. Besorgnis mengte sich in mein Erdbeersmoothiegefühl, doch sie war weniger die Angst vor einem möglichen Ereignis als eine Variation des Wunsches, Arthur in Gedanken nahe zu sein.

Und dann sah ich ihn durch das Fenster auf das *Manhattan* zukommen. Mittelgroß und schlank, anders als die austrainierten Typen im *Dumbbells*, wirkte er eher zäh als bullig. Selbst die schwere Lederjacke, die er trug, ließ ihn nicht wuchtig erscheinen. Er hatte sich eine Wollmütze aufgesetzt und zusammen mit seinem Dreitagebart wirkte er wie ein Entdecker: entschlossen, unbekanntes Land abzugehen, um es später zu kartografieren. Er blieb auf der anderen Straßenseite stehen, da die Ampel rot war, und ich widerstand der Versuchung, ihm durch das Fenster zuzuwinken. Als ich ihn so stehen sah, sein Gesicht im Profil, denn sein Blick war auf den einfahrenden Bus gerichtet, kam mir plötzlich der Gedanke, dass ich das unbekannte Land war, auf das Arthur zuging. Und überrascht stellte ich fest, wie schnell und selbstverständlich wir miteinander vertraut schienen und wie wenig wir dabei vom anderen wussten. Nun hatte die Ampel auf grün geschaltet, der Bus war stehengeblieben und Arthur überquerte die Straße. Als er mich entdeckte, hob er das Kinn und spitzte den Mund zu einem Kuss. Keine zehn Sekunden später war er im Lokal, nickte Irma, die sich gerade an der Kaffeemaschine zu schaffen machte, zu und setzte sich zu mir. Er bestellte sich ebenfalls ein Glas Rotwein. Dann griff er mit beiden Händen meine rechte Hand, die er auch nicht losließ, als ihm Irma seine Bestellung brachte: „Weißt du, heute im Auto war ich …“

Ich neigte mich zu ihm und legte ihm den Zeigefinger meiner freien Hand auf die Lippen: „Du brauchst dich nicht rechtfertigen!“

„Ich will aber. Ich will, dass du meine lächerliche Reaktion verstehst, die zu dem Unfall geführt hat.“

Ich lehnte mich wieder zurück.

„Ich habe ein Kreditangebot, aber ich brauche einen Bürgen. Also wollte ich meine Mutter bitten, für mich zu bürgen. Aber das wollte sie nicht. Und mir zu einem anderen Kredit verhelfen wollte sie auch nicht. Und so habe ich keine Möglichkeit an das Geld heranzukommen, das mir noch fehlt.“ Er seufzte und lehnte sich zurück.

„Wofür brauchst du es?“

„Kennst du die Geschichte von *fritz-kola*?“

Ich verneinte. Arthur nahm einen Schluck Wein. Dann erzählte er von zwei Studenten, die ein auf Cola basierendes Partygetränk entwickelt hatten. Das neue Getränk schrieb sich mit K anstatt mit C, hatte mehr Koffein und schmeckte ein klein wenig nach Zitrone. Binnen weniger Jahre setzte es sich durch, wurde ein Getränk für die Hippen, denen es die Nächte verlängerte. „Koksen ist Achtziger“ war einer der knackigen Werbesprüche. Das Getränk war heute zwar noch immer ein Nischenprodukt, doch das Unternehmen stand gut da, hatte seine Produktpalette diversifiziert und exportiert mittlerweile in die Nachbarländer. Das Unternehmen habe einen oder mehrere Preise gewonnen und die beiden Gründer seien, so Arthurs Einschätzung, mittlerweile wohlhabend.

„Und du willst auch Cola herstellen?“, scherzte ich bemüht.

Arthur verneinte und nahm die Hände von meinem Handrücken: „Wann immer du ein neues Produkt auf den Markt bringen willst, brauchst du jemanden, der deine Idee mit dir entwickelt, dein Produkt in kleinen Mengen herstellt, es zu Testzwecken vertreibt, bis sich dein Produkt als marktfähig erweist. Dieser jemand möchte ich sein. Getränkehersteller haben eine Idee für ein neues Produkt und dann kommen sie zu mir. Ich setze die Idee um, sie können es testen, und, so sie wollen, produzieren.“

„Aber die großen Firmen werden wohl ihre eigene Produktentwicklung haben. Dazu brauchen sie dich nicht.“

Mit einem übertriebenen Nicken quittierte Arthur meinen Einwand, dessen Banalität ihn ganz offensichtlich irritierte. Natürlich, aber manchmal käme es sie eben billiger, die Entwicklung auszulagern. Außerdem hätte er eher vor, den

Firmen bereits fertige Rezepturen anzubieten, sie bereits mit einer Produktidee zu ködern, deren Lizenz sie dann nur kaufen müssten. Aber selbstverständlich könne man auch den umgekehrten Weg gehen. Man könne eigene Rezepturen in einer Lohnbrauerei herstellen lassen und dann selbst vertreiben. Kurz gesagt: ein Produkt entwerfen und es verkaufen, die Produktion aber auslagern. Es gibt ja genug Möglichkeiten, für einen, der aktiv ist! Er schob den Unterkiefer vor und ballte die Fäuste: „Verdammt noch mal, ich brauche einfach eine Chance."

„Um einen Kredit zu kriegen, bräuchtest du also einen Bürgen?"

„Ja." Arthur nickte und drehte dann den Kopf, um nach Irma Ausschau zu halten. Mitten in der Bewegung hielt er jedoch inne und stützte seine Stirn mit Daumen und Zeigefinger ab.

„Geht es dir gut?"

Arthur fuhr sich übers Gesicht, faltete dann seine Hände vor dem Kinn und zog die Mundwinkel nach unten: „Mir ist schwindlig. Heute Nachmittag musste ich mich zwei Mal übergeben."

„Das ist nicht gut. Wir sollten ins Spital fahren."

„Nein, das war nur die Aufregung und die ganze Situation, die mich ankotzt."

Doch ich bestand darauf. Ich winkte Irma, zahlte und nahm Arthur bei der Hand. Er ließ sich führen, draußen stiegen wir in ein Taxi und fuhren los.

Obwohl Arthur sofort in die Ambulanz gebeten wurde, zog sich seine Untersuchung. Kopfverletzungen waren immer eine heikle Sache. Eine relativ schlimm aussehende Verletzung konnte sich als harmlos entpuppen, während es sich bei einer unscheinbaren Beule um eine Kopfverletzung mit inneren Blutungen handeln konnte. Bei Arthur war auf den ersten Blick nichts zu sehen gewesen. Wenn er sich angestoßen hatte, dann am ehesten am Hinterkopf. Doch dort hatte ich nicht die Spuren einer gewaltsamen Einwirkung sehen können. Soweit ich das feststellen konnte, sah sein Hinterkopf aus wie immer. Rund, mit nicht mehr ganz so dichtem Haar, das sich um einen immer größer werdenden Haarwirbel kräuselte. Ein Hämatom war – wie gesagt – nicht zu sehen gewesen, eine Beule zu ertasten, hatte ich mich nicht getraut.

Mittels einer Computertomographie wurde eine Schädelfraktur ausgeschlossen, die neurologische Untersuchung, die der diensthabende Oberarzt vornahm, ergab einen unauffälligen Befund. Als ich das hörte, konnte ich nicht verhindern, dass mir ein Seufzer entfuhr. Auf den Sitzen im Wartezimmer, den feinen, wie Tinnitus alles durchdringenden Krankenhausgeruch in der Nase, hatten mich zwei Gedanken gequält: „Hoffentlich ist Arthur nichts passiert“ und „Nein, du bist nicht schuld“. Gerade letzteren Satz hatte ich immer wieder halblaut ausgesprochen: „Du bist nicht schuld“, „nein, *nicht schuld*!“ Als mir mein Murmeln bewusst geworden war, war ich vom Sitz aufgesprungen und hatte mit fahrigen Bewegungen meine Haare zu einem Pferdeschwanz gebündelt, ohne sie jedoch mit einem Haargummi zu fixieren: als könnte ich mit dieser Geste die Scham, die ich über meinen Egoismus empfand, abstreifen. Dann aber war mir auch meine Scham lästig geworden. Und ich schüttelte meine Haare, sodass sie mir unregelmäßig über Schultern und Nacken fielen.

Arthur würde die Nacht über im Spital behalten werden. Nur zur Beobachtung, wie es hieß. Ich wollte nicht gehen, wollte bei ihm bleiben, aber der Oberarzt überzeugte mich, dass Arthur jetzt vor allem eines bräuchte: Ruhe. Dabei lächelte er schelmisch und sagte mit einem flirtenden Unterton in der Stimme: „In schwierigen Situationen braucht der Mensch erstens Mitmenschen und zweitens Ruhe von den Mitmenschen.“ Ich lachte über den Witz des Oberarztes, dankbar, und fuhr nachhause.

In meiner Wohnung war es kühl. Ich drehte das Thermostat auf dreiundzwanzig Grad und ging in die Küche. Nachdem ich Wasser aufgesetzt hatte, zog ich mir, während der Kettle rauschte, ein bequemes T-Shirt an. Kleid und Leggins ließ ich achtlos auf dem Boden liegen und setzte mich mit einer großen Tasse Kräutertee auf meine Couch. Vor dem Fernseher und mit Blick auf die schräg darüber hängende Ikone des Sveti Nikola, die mir meine Mutter geschenkt hatte, ließ ich den Tag noch einmal Revue passieren. An dem Moment, als Arthur aus dem Wagen stieg, um bei seiner Mutter um einen Kredit anzusuchen, blieb ich hängen. Nun tat es mir leid, dass er sie mir nicht vorgestellt hatte. Ich hätte sie gerne kennengelernt. Es stellte sich ja nicht nur die Frage, warum sie ihm nicht helfen wollte, sondern auch warum sie eine derartige Macht über ihn besaß. In seinem Wutausbruch hatte sich wohl kaum eine geschlechterpolitische Haltung offenbart. Vielmehr hatte sich die Frustration über seine Mutter ihre Bahn gebrochen; eine Frustration, die er ihr gegenüber vielleicht noch nie artikuliert hatte.

Im Zuge meiner Pädagogikausbildung hatte ich gehört, dass aus Söhnen übermächtiger Mütter manchmal Machos wurden. Mit frauenfeindlichen Sprüchen und selbstherrlichem Gehabe versuchten sie ihre fragile Männlichkeit zu schützen. Arthur war kein Macho. Er war kein Mark Thatcher, Sohn der wohl übermächtigsten Mutter des vergangenen Jahrhunderts, der, als man ihn nach Tagen intensiver Suche verzweifelt und hilflos in der Sahara fand, vollmundig erklärte: Alles, was er jetzt brauche, sei ein Bad und ein Bier. So war Arthur nicht. Natürlich kokettierte er gelegentlich mit dem Bild des harten, selbstgenügsamen Kerls. Aber dieses Kokettieren hatte auf mich immer wie eine ironische Selbstinszenierung gewirkt, eine Art Flirtspiel, mit dem er sich interessant machen wollte: Schau nur wie *tough* ich bin. So *tough* und dabei so reflektiert. Nein, Macho war er keiner. Aber verletzt war er, und das machte mir

Sorgen. Denn wer verletzt war, dem konnte nur allzu leicht Vertrautes und Geliebtes zur Bedrohung werden.

Vorsichtig, denn er war noch heiß, nahm ich einen Schluck Tee und stellte die Tasse auf den Beistelltisch. Es war sinnlos, weiterzudenken, Schicht für Schicht abzutragen, um zu Arthurs Kern und dessen neurotischen Faserungen vorzudringen. Denn vielleicht gab es ja all das nicht: keine Schichten, keinen Kern, keine neurotischen Faserungen. Wie alle meine Freunde war ich gewohnt, mich selbst und andere Menschen als komplexe Verschlüsselungsprogramme zu begreifen. Das, was uns eigentlich antrieb – Sex, Macht, Anerkennung, Zerstörungslust, was auch immer – wurde, wenn es überhaupt ans Bewusstsein gelangte, an irgendwelchen geheimnisvollen Stellen unseres Selbst umcodiert. Menschen konnten über alles Mögliche Gewissheit erhalten, nur nicht über die wahren Gründe ihres Handelns.

Aber entsprach diese Vorstellung überhaupt der Wirklichkeit? War es nicht ebenso gut möglich, dass die Idee vom Unbewussten einfach eine Strategie war, damit sich im Wohlstand lebende Narzissten für geheimnisvoll und gefährlich halten konnten? Trotz ihrer statistisch beschreibbaren Lebensläufe?

Ich schüttelte den Kopf und nahm noch einen Schluck Tee. Mein Denken drehte sich im Kreis, ich begann mich in interessante, aber zwecklose Spekulationen zu flüchten. Vielleicht, weil ich einfach an den heutigen Tag nicht mehr denken wollte. Vielleicht, weil ich mir die naheliegende Frage nicht stellen wollte.

Schließlich stand ich auf, nickte der Ikone des Sveti Nikola zu und ging zu Bett. Bis in die Morgenstunden lag ich wach.

Vier

Eine knappe Woche später holten wir unseren abgebrochenen Abend nach. In einer Nebenstraße unweit von Arthurs Wohnung präsentierte ein Laden, in dem man sich sowohl mit Kleidung eindecken als auch die Haare schneiden lassen konnte, die neue Herbstkollektion. Vegetarische Snacks wurden gereicht und, wie Arthur murmelte, Gott sei Dank auch Bier. Am Vormittag hatte ich Arthur einen schwarzen Rundhalspullover gekauft, ein figurbetontes Geschenk mit einem für Männertops ungewöhnlich weiten Ausschnitt. Es sei dieses raffinierte Spiel aus Uniformzitaten und femininen Akzenten, das mich zum Geld ausgeben verleite. Das erklärte ich dem Ladenbesitzer, als ich ihm meine Visakarte hinhielt. Diesem gefiel meine Beschreibung seiner Ware so gut, dass er den Kaufpreis reduzierte. Zwar nur um einen symbolischen Betrag, aber extra für mich. Nachdem ich die Rechnung unterschrieben und er mir die Karte zurückgegeben hatte, war ich von ihm eingeladen worden: „Du kommst aber schon auch heute Abend?“ Sein Duzen ließ keine Widerrede zu.

Der *Concept Store* war voll mit hippen Mittdreißigern. Sie aßen Vollkornbrote mit Roten Rüben und Meerrettich und tranken aus kleinen Flaschen. Jeans und Strickware wurden zu unaufdringlich pulsierender *lounge music* befühlt, einzelne Kleidungsstücke hochgehalten und mit zur Seite geneigten Köpfen geprüft. Einige Kinder liefen herum, kritisch beäugt vom Ladenbesitzer, den ich ein oder zwei Mal selbst mit einem Kinderwagen gesehen hatte. Er war mir aufgefallen, da er jeden Passanten grüßte – vielleicht weil er jeden kannte, vielleicht damit auch keiner übersah, wie gut angezogen er sein schlafendes Kind durch die Fußgängerzone schob. Arthur war nicht sonderlich an dieser Party gelegen. Aber im Zuge des Abends wurde er richtig leutselig, was auch daran liegen mochte, dass er viele Komplimente für seinen neuen Pullover erhielt. Außerdem entdeckte er im Laufe des Abends immer mehr Bekannte, denen er lässig den Bauch seiner Bierflasche zum

Anstoßen hinhielt. Einer Runde Hauben und Hornbrillen tragender Gäste erzählte er die Geschichte unseres Unfalls: „Was wir für ein Glück gehabt haben, glaubt ihr nie.“ Das war mir nicht recht. Jedes Mal, wenn ich das Wort *Unfall* in der Zeitung las oder im Radio hörte, zog sich mir der Magen zusammen, ein Schwindel erfasste mich. Doch Arthur freute sich, dass es etwas zu erzählen gab, und er war ein guter Erzähler. In seiner selbstironischen Geschichte trug niemand Verantwortung außer dem Regen – und der Karrieretrainerin vielleicht. Das schien niemanden zu stören. Feministinnen schienen unter Bobos eine seltene Gattung zu sein. Nachdem Arthurs Geschichte mit Lachen und erleichtertem Ausatmen bedacht worden war, rieb ich scherzhaft meine Stirn gegen seine und ging mich in der Damenabteilung umsehen.

Hinten, neben den Umkleidekabinen, hing ein Wollmantel, dunkelblau und mit einem breiten Gurt ohne Schnalle. In seinem Minimalismus erinnerte er ein wenig an einen Morgenmantel. Die Vorstellung, durch nebelige Herbststraßen zu gehen und vorbeihetzende Passanten an ein entspanntes Frühstück am *Morgen danach* zu erinnern, gefiel mir. Weniger gefiel mir der Preis: 740 Euro. Ich griff nach dem Etikett, um zu sehen, wo der Mantel gefertigt worden war, sah dann aber doch nicht nach. Ich würde den Mantel nicht kaufen und musste mich somit nicht der Frage stellen, ob meine Wahl ausbeuterische Arbeitsverhältnisse unterstützen oder gar zu Fabriksbränden und humanitären Katastrophen in Bangladesch oder Kambodscha beitragen würde. Anprobieren musste ich ihn aber in jedem Fall. Mit einem Blick vergewisserte ich mich, dass mir weder der Ladenbesitzer noch eine seiner Helferinnen lästig werden konnten. Dann zog ich meine Jacke aus und schlüpfte in den Mantel. Er passte wie angegossen, war, obwohl Größe 40, sogar ein wenig knapp. Ich richtete mir den Kragen, warf meinem Spiegelbild einen verwegenen Blick zu und wollte mich umdrehen, um mich über die Schulter zu betrachten. Da zog mich jemand am Ärmel.

„Mein Gott, bist du hübsch, Süße."

Es war Fanny. Sie hatte mich vor zwei Tagen angerufen. Im Zuge des Gesprächs war sie still geworden und hatte am Ende meines Berichts nur gemurmelt: „Wahnsinn" und „Es wiederholt sich aber auch alles." So still war sie freilich nicht lange geblieben. Es entsprach nicht ihrem Naturell, verstörende Nachrichten schweigend zu überdenken. „Dass du auch dieses blöde Auto kaufen musstest. Ich weiß ja, warum ich gegen Gebrauchtfahrzeuge bin. Du weißt nie, was dir angedreht wird." Sie ereiferte sich noch weiter, dass sie keine üble Lust habe meine Kollegin, die mir den Golf verkauft hatte, zu verklagen, aber schließlich unterbrach ich sie: „Fanny, es ist ja nicht viel passiert. Ich bin dankbar. Besonders auch, dass Arthur keine bleibenden Verletzungen erlitten hat." Da hatte Fanny mir recht gegeben.

Jetzt strahlte sie übers ganze Gesicht und griff nach einem Hut, der auf einer Ablage vis-à-vis des Kleiderständers, auf dem der Mantel gehangen war, lag. Während unserer Studienzeit hatten wir oft am Wochenende zu Tee und Keksen *Sex and the City* angesehen. Immer die erste Staffel. Regelmäßig hatten wir dabei wiederholt, wie grässlich oberflächlich wir Carrie, Samantha, und wie die anderen beiden auch hießen, fanden. Trotzdem hatten wir jedes Mal noch eine Folge abgespielt. Wir einigten uns darauf, dass wir nun einmal die Darstellung der Stadt New York vor 9/11 liebten. Zwar legte die obsessive Thematisierung von Oralsex nahe, dass es dort ziemlich bieder zugegangen sein musste, doch es schien keine existenziellen Ängste zu geben. Neben seinem Date zu furzen, war das Schlimmste, was einer Singlefrau im Jahr 1998 passieren konnte. Außerdem hatte uns das Styling gefallen, und nachdem wir beide das erste Studienjahr erfolgreich abgeschlossen hatten, waren wir in die Shopping-City Süd gefahren, um unser Lieblingsoutfit nachzushoppen. Ich hatte mir damals ein smaragdgrünes Cocktailkleid gekauft, das ich ganze vier Mal trug. Mich beim Anprobieren des Mantels zu entdecken, schien Fanny in unsere Studentenzeit zurückzuversetzen. Sie stellte sich auf die Zehenspitzen und setzte mir den Hut auf. „Der passt gut!“, rief sie und erreichte mit der letzten Silbe dieses Satzes Sopranlage. Sie war nicht die Einzige, die dieser Ansicht war. Eine der Helferinnen kam auf uns zu: „Schick. Darf ich Ihnen noch etwas zeigen?“ Ich verneinte: „Ich wollte nur ein bisschen probieren.“ Die Helferin zog sich mit undurchsichtigem Lächeln zurück. Ich hängte den Mantel wieder auf, und Fanny legte den Hut wieder auf die Ablage zurück.

„Schön dich zu sehen“, sagte ich zu ihr. „Du schaust ebenfalls großartig aus!“ Fanny sah wirklich gut aus, ausnahmsweise nicht im Businesslook, sondern in einer knapp geschnittenen Lederjacke und Stiefeln, in die sie ihre Jeans gesteckt hatte. Fröhlich wirkte sie, und das gab ihr Souveränität. Auch fiel mir wieder auf, was ich lange nicht mehr an ihr bemerkt hatte: Wie ausdrucksstark ihre Mimik doch war, und wie wenig hart sie trotz der hohen Wangenknochen wirkte. Sie tat einen Schritt auf mich zu und umarmte mich. Ihr Haar roch nach dem Granatapfelshampoo, das sie so gerne benutzte. Ich freute mich sie zu sehen, doch in die Freude mischte sich Unbehagen. Wir hatten unseren Streit nie geklärt und zu wissen, dass Arthur irgendwo im Laden, nur wenige Meter von uns entfernt stand, machte mich nervös. Ich kam mir vor wie zu wenig Draht zwischen weit auseinander liegenden Pfosten. Würde ihre Laune kippen, wenn sie ihn sah?

Sie kippte nicht. Kaum, dass wir uns gegrüßt hatten, kam Arthur auf uns zu und legte seinen Arm um mich. Fanny schien unsere Vertrautheit nicht zu stören, im Gegenteil: Sie begrüßte Arthur überschwänglich. Ihrer Mahnung, dass man sich unter Freundinnen solidarisch zu verhalten hatte, kam sie nun auf unerwartete Weise nach: „So schön, euch zu sehen! Gott sei

Dank ist euch nichts passiert!“ Sie lächelte, als ob es nichts Schöneres gäbe als uns zu sehen. Mir war die Situation nach wie vor peinlich. Arthur schien sie nicht im Geringsten zu stören. Er lächelte sein Lausbubenlächeln, wobei sich eine dünne Ader auf seiner Stirn abzeichnete, und fragte Fanny, ob sie denn seit Neuestem weniger arbeite, so frisch sehe sie aus. Fanny sagte daraufhin irgendetwas Witziges und Arthur nickte frech und mit Dreitagebart. Dann sagte er unvermittelt: „So etwas ist schon toll.“

„Was denn?“, fragte ich.

Er zeichnete mit seinem Zeigefinger einen Kreis in die Luft: „So etwas Eigenes.“

Arthur sah kurz auf den Boden, dann meinte er: „Ich möchte mich noch mit dem Besitzer unterhalten. Wie er sein Geschäft auf die Beine gestellt hat und so. Bis später.“ Er strich mir über den Arm, zwinkerte Fanny zu und ging.

Arthur war kein neidischer Mensch. Doch es war nicht zu übersehen, wie sehr er selbst gerne Gastgeber in seinem Geschäftslokal gewesen wäre. Auch wenn ich mir nicht so recht vorstellen konnte, wie das aussehen würde. Würden wir dann in einem dekorierten Labor die von ihm erzeugten Getränke probieren? Ich beschloss, mir jene naheliegende Frage zu stellen, die, seitdem ich mit Arthur im Spital gewesen war, irgendwo in meinem Hinterkopf als diffuse Anweisung gelauert hatte und nun Form annahm. Fanny musste mir helfen. Ich nahm sie beim Arm und führte sie zu den Umkleidekabinen. Dort waren wir ungestört. Übermütig reckte mir Fanny ihren Kopf entgegen, damit ich in ihr Ohr flüstern konnte.

„Kennst du dich mit Bürgschaften aus?“

Fanny zog den Kopf zurück, als hätte ich ihr ins Ohr gebrüllt. Offensichtlich hatte sie sich etwas Pikanteres erwartet: „Schon, aber es ist nicht mein Spezialgebiet. Warum?“

„Nur so.“

Fanny musterte mich neugierig. „Du interessierst dich für Rechtsfragen so viel wie ich für Freistilringen. Was hast du auf dem Herzen?"

Ich atmete aus, ließ die Luft lange über meine leicht geöffneten Lippen fließen: „Arthur sucht einen Bürgen, um einen Kredit für sein Geschäft aufzunehmen. Ich habe mir überlegt, es ihm anzubieten."

„Ihm anzubieten, für ihn zu bürgen."

„Ja."

„Das würde ich mir gut überlegen", meinte Fanny. „Eine Bürgschaft ist nicht etwas, das man auf die leichte Schulter nehmen sollte."

„Das habe ich mir gedacht."

„Weißt du schon, für welchen Betrag du bürgen würdest?"

Ich schüttelte den Kopf. „Ich nehme an fünfzig oder sechzig tausend Euro. Vielleicht mehr."

„Das ist viel Geld."

Fanny fixierte mich durch ihre Brillengläser. Die Augenbrauen waren zusammengezogen, ihr Blick war konzentriert.

„Ist ja auch egal", meinte ich. „Ich muss mir das noch überlegen."

Fanny schob die Augenbrauen noch mehr zusammen. Zwei tiefe Falten zeichneten sich ab: „Aber warum willst du für ihn bürgen?"

Ich legte den Kopf auf die Seite, sodass ich zu Fanny hinaufzusehen schien: „Klingt jetzt kitschig: Aber ich habe Arthur lieb. Ich möchte, dass er der wird, der er sein möchte."

„Weil er dich dann mehr liebhaben wird?"

„Vielleicht."

„Du bist eine unverbesserliche Romantikerin." Fanny schüttelte den Kopf und fuhr mir mit dem Handrücken über die Wange. Dann wies sie mit dem Daumen lässig über ihre Schulter: „Komm, holen wir uns noch etwas zu trinken."

*

Der nächste Morgen war kalt und verregnet. Novemberwetter im Oktober nannte es Arthur und gähnte, kein Grund, um aus dem Pyjama zu steigen. Da war ich anderer Meinung. Mit den Fingern fuhr ich ihm über die Innenseite seines Oberschenkels. Arthurs Körper straffte sich, und als ich mich seinem Schritt näherte, ging sein Atem schneller. Langsam zog ich seine Hose nach unten. Arthurs letzte Beziehung hatte nicht funktioniert, da seine Exfreundin Sex nur im verdunkelten Schlafzimmer wollte. Er hatte versucht, ihr klarzumachen, dass zu sehen, wie sie die Augen schloss und ihr Kinn hob, für ihn wichtig war. Doch das Gespräch verlief nicht gut. Er wusste nicht, wie er den Wunsch, sie anzusehen, artikulieren sollte, sie wusste nicht, wie sie ihm ihr Bedürfnis, nicht gesehen zu werden, erklären konnte. Die Angelegenheit hatte ihn frustriert. Die Frustration war angestiegen und hatte schließlich alle Ebenen der Beziehung geflutet. Ich weiß nicht, warum mir Arthur das erzählt hatte. Vielleicht, weil sich Nähe am einfachsten erzeugen lässt, indem man sich gegen einen Dritten verbündet. „Mir würde es eher zu denken geben, wenn du mich beim Sex nicht sehen wolltest", hatte ich ihm ins Ohr geflüstert.

Doch seine Erzählung beschäftigte mich. Fanny nannte mich eine Romantikerin. So wie sie das sagte, war das offenbar jemand, der an einer verzerrten Realitätswahrnehmung litt. Anstatt Personen als die eigennützigen Tiere zu sehen, die sie waren, erlaubte sich die Romantikerin die Illusion vom kooperierenden Menschen. Mehr noch, sie verlagerte sogar die Vorstellung vom Paradies in jene rosarote Trübung, die sie Liebe nannte und von der sie nicht anerkennen wollte, dass sie nicht mehr war als eine chemische Reaktion in einem auf Arterhaltung programmierten Gehirn. Aber damit hatte Fanny unrecht. Dass ich eine Romantikerin sein sollte, hatte vor allem damit zu tun, dass sie keine sein wollte. Sie wollte *tough* sein und mit allen Wassern gewaschen. Also durfte ich das nicht sein.

Aber ich war keine Romantikerin. Mich von meinen Emotionen leiten zu lassen, war für mich untypisch. Oft plagte mich die Sorge, zu verkopft zu sein, und verkopfte Menschen haben nicht viel Spaß. Und machen auch nicht viel Spaß. Oder?

Ich beugte mich über Arthurs Gesicht, seine Erektion mit Daumen und Zeigefinger streichelnd: „Soll ich etwas für dich tun?" Arthur erwiderte nichts, sah mir stattdessen erwartungsvoll in die Augen, die Pupillen geweitet. Dann glitt sein Blick hinab, dorthin, wo ich ihn hielt. Ich folgte seiner stummen Aufforderung und spürte wenig später das Zittern, das durch seinen Körper ging und sich erst wieder legte, nachdem ich ihn freigegeben und mich an ihn geschmiegt hatte. Er schlief noch einmal ein und ich hörte auf seinen Atem, bis er am späten Vormittag aufwachte.

Nun war es Zeit aufzustehen: „Ich hole uns Gebäck." Während Arthur sich duschte und anzog, stellte ich Teller und Tassen auf den Küchentisch, faltete Servietten, legte Messer darauf und auf die Untertassen Kaffeelöffel. Dann stellte ich Butter und Marmelade sowie Käse und Schinken, ordentlich auf einer Porzellanplatte aufgefächert, auf den Tisch.

„Soll ich noch etwas außer Gebäck mitnehmen?", fragte Arthur.

„Nein, außer du willst irgendetwas Besonderes." Wenn er etwas Besonderes finden würde, würde er es mitnehmen, rief Arthur, dann war er bei der Tür draußen. Sobald ich alleine war, drehte ich das Radio auf und ging mich duschen.

Nach meinem ersten Unterrichtsjahr war ich durch Mexiko gereist. Ich war auf der Suche nach Motiven gewesen. Mit einer billigen Digitalkamera fotografierte ich alles, was mich später vielleicht zu einem Bild inspirieren würde. Allerdings setzte ich dann nur wenige Motive um. Doch mein bestes Bild beruht auf einer Fotografie, die ich auf der Isla Mujeres machte: Eine als Werbeschild umfunktionierte Stickdecke in Form eines Hais – die originelle Werbung eines

Geschäfts, in dem Haibeobachtungstouren gebucht werden konnten. Isla Mujeres würde mir allerdings immer auch aus einem anderen Grund in Erinnerung bleiben: In einem luxuriös ausgestatteten Hotel duschte ich mich nach einer Woche das erste Mal wieder. Damals wurde mir ein banaler Gedanke fassbar: Was in einem Leben selbstverständlich war, war in einem anderen Leben Luxus. Und was man wie erlebte, war eine Frage des Zufalls.

Ich drehte die Dusche ab und stieg aus der Kabine. Nachdem ich mich abgetrocknet und das Handtuch um meinen Körper gewickelt hatte, betrachtete ich mich im Spiegel. Vielleicht etwas zu rund, mein Gesicht, vielleicht der Stufenschnitt etwas zu brav. Die Perlohrringe, die ich gestern Abend auf die Ablage unterhalb des Badezimmerspiegels gelegt hatte, waren es in jedem Fall: zu brav. Doch auf der Universität für Angewandte Kunst hatte ich mir angewöhnt, sie zu tragen. Die Töchter aus gutem Haus rebellierten gegen ihre Managerväter und Direktorinnenmütter, indem sie ihr Haar zu Dreadlocks verfilzen und sich die Arschbacken tätowieren ließen. Ich rebellierte gegen diese Töchter, indem ich Perlohrringe trug. Ich fand, dass ich das meiner Mutter schuldig war. Trotz eines Übersetzerdiploms von der Universität Zagreb hatte sie eine Zeit lang die Wohnungen solcher Managerväter und Direktorinnenmütter geputzt. Mit besonderer Sorgfalt in den oft schon unbewohnten Töchterzimmern Staub gewischt. Als mich Fanny zum ersten Mal in Wien besuchte, hatte sie den Kopf geschüttelt: „Wirst du nicht gemobbt, wenn du so bieder daherkommst?“ Damals trug sie zum Entsetzen ihres Vaters ein Augenbrauenpiercing.

Ich steckte die Ohrringe an und betrachtete mich im Spiegel, einmal das Kinn gehoben, einmal das Profil meinem Spiegelbild zugewandt. Schließlich ging ich zurück ins Schlafzimmer, schlüpfte in die Unterhose und zog mir den BH an. Da läutete mein Handy.

„Hi", sagte Fanny. „Hast du kurz Zeit."

Arthur würde gleich zurückkommen, und ich telefonierte ungern mit Fanny, wenn er in der Nähe war. Doch Fanny und ich hatten uns gestern so gut verstanden. Also bejahte ich ihre Frage: „Wieso?"

„Wegen gestern. Ich wollte dir nur sagen, dass ich es tun würde."

„Wovon redest du jetzt?"

„Na, Arthur zu unterstützen."

„Du meinst für ihn bürgen."

„Ja."

„Das kommt jetzt ein bisschen überraschend."

Fanny schwieg. Dann meinte sie: „Ich sehe nun mal alles aus einer juristischen Perspektive und deswegen war ich gestern so skeptisch. Aber ich habe eigentlich kein Recht mich einzumischen."

„Das hast du nicht. Ich habe dich gefragt."

„Ja, schon ..."

Fanny suchte offensichtlich wieder nach Worten. Im Radio erklang gerade das markante Endriff des Gitarrensolos von *Hotel California*. Ich setzte mich in den Stuhl, der gleichzeitig ein Bücherregal war. Am anderen Ende der Leitung war es still.

„Fanny, bist du noch dran?"

„Ja, ja."

Wieder war es still. Dann meinte Fanny: „Weißt du, Vanja, vielleicht bin ich nur ein bisschen eifersüchtig, weil du es offenbar gut erwischt hast. Du und Arthur. Ihr habt euch ja gefunden."

Ich starrte auf die Buchrücken. *Wenn Grenzen keine sind* oder: *Von Hannibal lernen*, schlugen die Titel von Arthurs Managementratgebern vor: „Ja, Fanny, das haben wir."

„Also, Rat ist das jetzt keiner. Aber ich glaube, ich würde es tun. Du kennst mich ja, wenn ich verliebt bin." Sie lachte selbstironisch: „Du wirst schon die richtige Entscheidung treffen.“

„Danke.“

Ich hörte, wie die Wohnungstür geöffnet wurde. Arthur streifte seine Schuhe ab und trug den Einkauf in die Küche. Er drehte das Radio leiser, und ich konnte das Papier rascheln hören, in dem das Gebäck verpackt worden war. Dann kam er zu mir ins Wohnzimmer. Als er mich in Unterwäsche auf seinem Regalstuhl sitzen sah, deutete er ein Pfeifen an. Mir war es unangenehm, dass er mich nach vorne geneigt und mit überschlagenen Beinen sitzen sah. Niemand kann in dieser Haltung die ewigen Zwei-Kilo-zu-viel kaschieren. Und dass Arthur behauptete, auf keinen Fall zwei Kilo weniger Vanja haben zu wollen, hielt ich für charmant, aber unehrlich. Ich richtete mich auf und spitzte die Lippen, selbstbewusst und sexy. Arthur warf mir eine Kusshand zu, dann ging er wieder in die Küche. Fanny beendete gerade einen Satz, da ich aber das Mobiltelefon vom Ohr weggehalten hatte, hatte ich nicht mitbekommen, was sie gesagt hatte. Doch zum Nachfragen hatte ich weder Zeit noch Lust: „Fanny, ich muss Schluss machen. Arthur ist gerade mit dem Frühstück gekommen.“

„Frühstück? Andere sind um diese Zeit bereits beim Nachmittagskaffee.“

„Andere haben auch keinen Grund so lange im Bett zu bleiben.“

„Ich verstehe.“ Fanny lachte komplizenhaft. Dann verabschiedete sie sich und legte auf. Ich stand auf, streckte mich und legte das Mobiltelefon auf die Lehne des Regalstuhls, ein paar Zentimeter über einem querliegenden Buch, dessen Titel die Erfüllung großer Erwartung in knalligen Lettern versprach: *Wie du der Mensch wirst, der du immer sein wolltest.*

„Alles in Ordnung?“ Arthur lehnte am Türstock. Er hatte sich seine Schürze umgebunden, auf der ein Koch einen Hahn würgte, und schwenkte eine Emailpfanne wie einen Tischtennisschläger. Lächelnd nickte ich.

„Hast du Lust auf eine Eierspeise?"

Die hatte ich allerdings. Arthur machte eine vorzügliche Eierspeise. Seiner Ansicht nach war die Qualität der Zutaten das Wichtigste. Nichts ging über die Kombination von getrockneten Tomaten, ein wenig Knoblauch und Büffelmozzarella, abgerundet mit viel frischem Basilikum. Doch ebenso wichtig wie die Zutaten war die Konsistenz der Eierspeise. Sie dürfe nicht zu flüssig sein, aber auch auf keinen Fall zu trocken. „Krümelig ist ein No-Go", hatte er mir einmal erklärt. In welcher Kochshow er diese Phrase wohl aufgegabelt hatte? Es sei eine Gefühlssache, die richtige Konsistenz zu erzeugen, hatte Arthur behauptet, und als ich darauf antwortete, dass es wohl eher eine Sache der Kochzeit sei, reagierte er überraschend unwirsch: „Ich muss auch keine Eierspeise machen!"

Ich stand vom Regalstuhl auf und schlüpfte in ein weites T-Shirt. Dann ging ich zu Arthur in die Küche. Er kochte gerne und mochte es, wenn ich ihm dabei zusah. Allerdings durfte ich ihm nicht in die Quere kommen. Und vor allem durfte ich seine Tätigkeit nicht kommentieren. Ich nahm mir eine Tasse Kaffee, setzte mich an den Küchentisch und blätterte in *Der Presse*, die Arthur abonniert hatte. Aus den Augenwinkeln sah ich, wie er drei Eier in eine Schüssel schlug und mit einem Schneebesen verquirlte. Er goss ein wenig Schlagobers in die Schüssel und fügte Parmesan hinzu. Dann stellte er die Schüssel zur Seite, nahm sich ein Schneidbrett und hackte die Knoblauchzehen. Danach schnitt er den Mozzarella und die getrockneten Tomaten. Wie ruhig und sorgfältig seine Bewegungen waren. Da war nichts Hastiges, nichts Verbissenes, nichts Freudloses. Als die Zutaten zerkleinert waren, begutachtete er geduldig jedes Blatt der Basilikumpflanze und zupfte nur jene ab, die bereits eine gewisse Größe erreicht hatten. Ihm beim Kochen zuzusehen machte mir seinen Traum verständlich. Für Arthur war die Produktion von Nahrungsmitteln keine Notwendigkeit: Es war eine Leidenschaft. Das Experimentieren mit Aromen und das Erstellen von Rezepturen war seine Art kreativ zu sein.

Arthur leerte die Eiermasse in die Pfanne, fügte den Mozzarella hinzu und rührte um: „Gleich ist es soweit." Den Kochlöffel in der Hand ging er zu mir und rieb seine Nase an meiner: „So küssen sich angeblich die Eskimos. Ist aber ein Irrglaube. Die Ureinwohner Neuseelands reiben ihre Nasen ebenfalls aneinander, wenn sie sich begrüßen." Er zog die Augenbrauen hoch, wie um sich Respekt für sein Wissen zu zollen, und ging zurück zum Herd, wo er die Eier noch einmal umrührte. Dann nahm er die Pfanne von der heißen Herdplatte, würzte mit Salz und Pfeffer und portionierte die Eierspeise auf zwei Tellern. Er garnierte die beiden Portionen mit Basilikum und trug sie zum Küchentisch: „Guten Appetit!" „Mahlzeit", erwiderte ich scherzhaft und nahm einen Bissen. Es schmeckte vorzüglich. „Rührei à la Caprese", sagte ich im nasalen Tonfall eines Nobelkellners. Arthur nickte und lobte im gleichen Tonfall: „Vorzüglich, ganz vorzüglich."

Wir redeten wenig und aßen viel. Als Arthur sich schließlich zurücklehnte und den Teller von sich schob, legte ich meine Hand auf seinen Arm: „Du, ich wollte dir einen Vorschlag machen."

*

Arthur sagte erst einmal nichts, sondern verschränkte die Hände hinter dem Kopf und hob den Blick zur Decke. Diese Geste irritierte mich. So zu sitzen, den Nacken in die verschränkten Hände gestützt, verlieh ihm etwas Überlegenes – Erhabenes, geradezu: Nicht stören, hier denkt dein Vorgesetzter. Wenn eine Reaktion auf mein Angebot unpassend war, dann diese. Ich meine, er musste ja nicht vor Freude an die

Decke springen. Aber jetzt den Unnahbaren markieren, als ob *ich* ihn um etwas bitten würde? Ich schenkte mir Orangensaft ein und trank einen Schluck. Dann sah ich auf den Eierspeiserest auf meinem Teller. Im Radio wurde gerade diskutiert und gelacht, worüber konnte ich jedoch nicht verstehen. Schließlich senkte Arthur seinen Blick und fuhr mir mit dem Zeigefinger über meinen Handrücken: „Das ist ein wirklich feines Angebot von dir. Aber wenn es sich vermeiden lässt, würde ich dich gerne aus der ganzen Angelegenheit raushalten."

Ich war erleichtert. Und enttäuscht: „War nur so eine Idee." Arthur legte Gabel und Messer parallel auf den Teller und stand auf: „Ich mache die Küche. Hast du dann Lust ins *Dumbbells* zu gehen? Bei dem Wetter würde das gut passen."

Ich hatte Lust, musste aber vorher noch zu mir fahren, um meine Sportsachen zu holen. Für Arthurs Tagesplanung war das kein Problem: „Vielleicht ist es am besten, wenn wir uns dann gleich dort treffen?" Ich nickte und trank den Orangensaft aus.

Als ich zwei Stunden später zum *Dumbbells* kam, war der zum Fitnessstudio gehörige Parkplatz zugeparkt. Wir waren nicht die Einzigen, die das Schlechtwetter zur Selbstoptimierung nutzen wollten. Ich blinkte, bog in eine Seitengasse ein und parkte meinen Golf. Dann ging ich zurück zum Fitnessstudio. Als ich meine Mitgliedskarte abgab und gegen einen Kästchenschlüssel eintauschte, warf ich einen Blick in den Hantelraum. Arthur konnte ich nicht sehen. Entweder war er noch nicht da, oder er trainierte in einem der beiden weiteren Räume, die zum *Dumbbells* gehörten. Ich nahm meinen Schlüssel – Nummer 14, gleich neben der Dusche – und ging in die Umkleidekabine.

Auf den Bänken saßen zwei Kickboxerinnen. Sie waren verschwitzt und tranken aus bauchigen Plastikflaschen. Jetzt erst fiel mir auf, wie jung sie waren. Die Kleinere von ihnen nahm einen Schluck von ihrem isotonischen Getränk. Dann sah sie mich an: „Dich habe ich ja schon länger nicht mehr gesehen."

„Ich gehe jetzt meistens immer schon am frühen Nachmittag. Da ist weniger los."

„Die letzten Male hast du immer mit so einem Typen trainiert. Schüttere Haare, Dreitagebart."

Das war Arthur.

„Er ist heute auch da. Ich habe ihn vorhin gesehen."

Ich sperrte das Kästchen auf, stellte meine Sporttasche auf die Bank und zog mir die Jacke aus: „Wir trainieren heute wieder zusammen."

„Ah, das erklärt, warum er die letzte halbe Stunde nur geplaudert hat. Er wartet auf dich."

„Mit wem hat er denn geplaudert?" Nicht, dass mich das wirklich interessierte, aber es war ein Versuch, Konversation zu machen.

„Mit so einem älteren Typen. Du kennst ihn sicher. Kahlrasiert und eher klein. Kleiner als du."

Das konnte nur Jürgen sein. Warum sollte Arthur sich auch nicht mit ihm unterhalten? Obwohl er gerne über sie witzelte, waren ihm Männlichkeitsrituale wichtig. Und plaudernd neben dem Butterfly-Gerät oder der Beinpresse zu stehen, einen Fuß auf eine Metallverstrebung gestellt und den Ellbogen auf dem Oberschenkel abgestützt, war so ein Ritual. Ich lächelte die Kickboxerin an, die nun aufstand, ebenfalls ihr Sportgewand auszog und nach ihrem Handtuch griff. Ich zog mir meine Trainingshose an, verstaute mein Gewand im Kästchen und schloss ab: „Bis zum nächsten Mal!"

Tatsächlich standen Arthur und Jürgen neben dem Butterfly-Gerät, auch wenn keiner von beiden einen Fuß an der Querverstrebung unterhalb des Sitzes abgestützt hatte. Arthur stand breitbeinig mit dem Rücken zu mir, und als ich auf ihn zuging, musste ich wieder denken, was für ein ungemeines Glück es war, dass er sich keinen Wirbel gebrochen oder sonst eine Verletzung zugezogen hatte. Ich war heute zum ersten Mal seit dem Unfall wieder mit meinem Golf gefahren, der das Aquaplaning – bis auf den Umstand, dass die Lenkung ein wenig verzogen war – unbeschadet überstanden hatte. Das Gefühl, ohne mein Dazutun davon gekommen zu sein, war dementsprechend stark: Scham mischte sich in meine Erleichterung, wie ein Tropfen Tinte in ein Glas Wasser. Ohne Rücksicht auf Jürgen ging ich zu Arthur, strich ihm die Wirbelsäule entlang, hinunter bis zu seinem Hintern. Der Versuchung, mit der Hand unter seine Hose zu fahren, widerstand ich. Dafür küsste ich ihn auf die Schulter. Arthur legte seinen Arm um mich und lehnte seinen Kopf an meinen. Jürgen unterbrach sich im Satz und hob grüßend den Kopf: „Servus!“ Dabei rollte er das ‚r‘ und zog die letzte Silbe hinaus: „Na, heute wieder einmal trainieren?“ Dabei lachte er, als hätte er eine besonders gelungene Pointe zum Besten gegeben. Ich nickte und lachte ebenfalls, obwohl ich eigentlich nicht verstand, was es da zu lachen gab. Mehr noch als Jürgens Solariumbräune irritierte mich dieses Witzig-sein-müssen, das jeden Gesprächspartner verpflichtete, die banalste Feststellung wie einen Schenkelklopfer aufzunehmen, wollte er nicht beleidigend sein. Ich löste Arthurs Hand von meinem Oberarm, stellte mich auf die Zehenspitzen und streckte meinen Rücken durch – was fies war, denn dafür, dass er keine 170 cm maß, konnte Jürgen nichts. „Ich glaube, ich gehe mich einmal aufwärmen“, sagte ich und drehte mich um, ein Winken andeutend. „Aufwärmen? Du bist ohnehin schon so eine heiße Biene“, dröhnte Jürgen hinter mir, und ich musste mich zwingen, nicht noch einmal umzudrehen und ihm mit der Hand auf die Glatze zu klatschen. Warum Arthur sich mit ihm abgab, verstand ich nicht. War aber auch nicht meine Sache.

Ich ging zum Laufband, stellte Steigung und Geschwindigkeit ein und als Trainingszeit zwanzig Minuten. Dann begann ich zu laufen. Ich war alleine im Kardioraum. Im Fernseher folgte ein Musikvideo dem anderen, doch ich kannte weder die Songs noch die Künstler. Ich erhöhte die Laufgeschwindigkeit um einen Stundenkilometer und nach zwei Minuten um noch einen. Nun musste ich meine ganze Kraft und meinen ganzen Willen mobilisieren, um durchzuhalten. Als die zwanzig Minuten endlich um waren, stieg ich erschöpft vom Laufband und sah missmutig auf den Kalorienzähler. So wenig Resultat für so viel Schinderei. In evolutionärer Hinsicht mochte ein geringer Kalorienverbrauch meinen Vorfahren ja Vorteile gebracht haben. Aber im Zeitalter von Tiefkühlpizza und Lieferservice war dieser Energiesparmodus ein Ärgernis. Und überhaupt: Wo war eigentlich Arthur? Irritiert ging ich zurück in den Raum mit den Fitnessmaschinen.

Und da standen sie noch immer, Arthur und Jürgen, gänzlich in ein Gespräch vertieft. Es musste ein wirklich wichtiges Gespräch sein, keines über richtige Bewegungsabläufe oder angemessene Nahrungsergänzungsmittel, denn Jürgen betrachtete intensiv den Bildschirm von Arthurs Smartphone. Dann richtete er sich auf und nahm – keine Ahnung, wo er die vorher aufbewahrt hatte – eine filigrane Lesebrille ab und hielt ihren Bügel vors Kinn. Dabei redete er eindringlich auf Arthur ein. Es sah prätentiös aus. Seine Geste wirkte einstudiert, als tue er etwas, von dem man ihm gesagt hatte, dass es Leute mit Lesebrillen tun. Arthur steckte sein Smartphone in die Tasche seiner Trainingshose und verschränkte die Arme. Ich sah den beiden für ein paar Sekunden zu und musste den Kopf schütteln: zu absurd schien die Bedeutungsschwere ihrer Gesten. Schließlich ging ich zu ihnen und tippte Arthur sanft auf den Arm: „Na, habt ihr alles besprechen können?“ Arthur zuckte zusammen. Er war tief konzentriert gewesen. Jürgen hielt mitten im Satz inne und setzte sich seine Lesebrille auf. Dann sah er mich über die Brillenränder hinweg an. Für einige Augenblicke bildeten wir ein schweigendes Dreieck. Dann fand

Arthur als Erster die Sprache wieder: „Jürgen meint, ich soll dein Angebot annehmen."

„Welches Angebot?"

„Das du mir heute nach dem Frühstück gemacht hast?"

Ich tat einen Schritt zurück. „Warum besprichst du diese Angelegenheit mit Jürgen?"

Als er die Empörung in meiner Stimme hörte, stellte Jürgen den rechten Fuß nach vorne und streckte den Kopf vor. Arthur zeigte beschwichtigend beide Handflächen und ließ sie wieder sinken: „Ganz einfach. Er ist der Chemiker."

Wieder schwiegen wir. Und plötzlich wurde der Geräuschpegel im *Dumbbells*, den ich bislang kaum wahrgenommen hatte, dröhnend laut, als wäre mein Gehör an ein Mischpult angeschlossen, bei dem jemand den Regler für Hintergrundgeräusche hochgefahren hatte. Ich hörte, wie Hanteln klirrend auf den Boden geworfen wurden, hörte die gepressten Schreie, die das Stemmen von hundertzwanzig Kilogramm begleiteten, das Hämmern der Hitparade aus den Lautsprechern, das zu einem Dröhnen anschwellende Gemurmel der Gespräche. Der Lärm schien weiter anzusteigen, sich zu verdichten und von allen Seiten gegen meinen Kopf zu pressen. Plötzlich mischte sich in die Geräuschcollage des *Dumbbells*, unpassend und unheimlich, der gleißende Sopranton von Fannys Gelächter. Und ich wollte mich schon umdrehen und hinauslaufen, schreiend und beide Hände gegen den Kopf gepresst wie in diesen berühmten Gemälden von Edvard Munch, da sagte Jürgen: „Warum trainieren wir nicht erst einmal, und dann besprechen wir alles in Ruhe bei einem Glas Wein." Und mit einem Mal hatte jemand den Regler des Mischpults wieder zurückgefahren, die Proportionen der unterschiedlichen Klänge und Geräusche stimmten wieder, der Druck gegen meinen Kopf verebbte: „Also gut."

*

Wir fuhren zur Pizzeria *Santa Lucia*. Jürgen war dort Stammgast und hatte für uns einen Ecktisch reserviert. Als wir unsere Mäntel und Jacken aufgehängt und uns an den Tisch gesetzt hatten, war ich von Jürgens Erscheinung angenehm überrascht. Ich hatte angenommen, dass er sich so kleiden würde, wie er scherzte. Ich hatte ein figurbetontes Longshirt mit grellem Printzug erwartet, zumindest aber ein über die Hose getragenes, tief aufgeknöpftes Hemd mit doppeltem Kragen, so wie es Männer, die jenseits der Fünfzig waren und Dieter Bohlen für eine Stilikone hielten, gerne trugen. Beides – so hatte ich vermutet – würde mit einer unmöglich abgewetzten Jeans kombiniert sein. Und mit viel Gold, ob es nun am Handgelenk oder um den Hals glitzern würde. Aber nichts von all dem traf zu. In seiner grauen Stoffhose und dunkelblauem Kaschmirpullover war Jürgen deutlich eleganter gekleidet als Arthur oder ich. Als er in akzentfreiem Italienisch eine Flasche Chianti und Antipasti für drei bestellte und dabei mit dem Kellner scherzte, war ich beeindruckt, ja, gewillt, mein Bild von ihm als Opfer meiner Vorurteile zu begreifen.

„Du bist also der Chemiker?“, fragte ich Jürgen, während Arthur auf die Toilette ging. Jürgen nickte. Kein studierter allerdings. Er habe die Ausbildung zum Labortechniker gemacht und jahrelang bei der *Austria Tabak*, damals noch eine Aktiengesellschaft, gearbeitet. Er habe dann aber eine berufliche Veränderung gewollt. In Dortmund habe er die Ausbildung zum Destillateur gemacht und dann ewig lange als Flavorist erst bei einem deutschen und dann bei einem österreichischen Aromenhaus gearbeitet.

Flavorist?

Aromenhaus?

Darunter konnte ich mir nichts vorstellen. Letzteres klang ein bisschen nach Freudenhaus, und die Vorstellung, dass Jürgen mit dem Werfen hintergründiger Blicke und dem Anwinkeln seiner kurzen Beine Freier anzulocken versuchte, ließ mich grinsen. Jürgen zog irritiert die Augenbrauen hoch, worauf ich nachfragte: „Aromenhaus? Noch nie gehört."

„Ich erkläre es dir."

Jürgen legte seine Lesebrille auf den Tisch, lehnte sich nach vorne und schob den Ärmel seines Pullovers ein Stück nach oben. Nun sah ich, dass er doch ein wenig Metall trug. An seinem Handgelenk prangte zwar kein goldenes, aber ein silbernes Armband.

„Ein Aromenhaus", begann Jürgen, „ist eine Produktionsstätte, die sich auf die Produktion von Aromen spezialisiert hat. Isst du gerne Erdbeermarmelade?" Ich bejahte, obwohl ich mir generell nicht so viel aus Marmelade machte. Aber seine Frage zielte wohl auch nicht wirklich auf die Erkundung meines Geschmacks ab, sondern leitete eine Erklärung ein. „Sobald du ein Brot mit Erdbeermarmelade isst, isst du ein aromatisiertes Lebensmittel." Die meisten Menschen seien der Ansicht, die Erdbeermarmelade aus dem Supermarkt schmecke nach Erdbeeren, weil sie aus Erdbeeren gemacht sei. Doch bei der Mehrheit der industriell gefertigten Marmeladen seien im Labor gewonnene Erdbeeraromen für den Geschmack verantwortlich, die *nicht* aus Erdbeeren gewonnen werden. Das in Zeitungen kolportierte Märchen, dass Erdbeergeschmack aus Sägespänen erzeugt werden würde, sei natürlich Humbug. Aber aus Erdbeeren werde Erdbeergeschmack eben auch nicht gewonnen, sondern aus der gezielten Kombination einzelner chemischer Stoffe. Einer davon sei zum Beispiel Vanillin. Die weltweite Produktion von Erdbeeren reiche gar nicht aus, um den Bedarf an Erdbeergeschmack abzudecken. Außerdem gäbe es den gar nicht, *den* Erdbeergeschmack. Es gäbe eine Handvoll Kernaromen, die je nach Zielmarkt unterschiedlich betont werden müssten, um einen dem Kundenkreis entsprechenden Erdbeergeschmack herzustellen. Denn Geschmäcker und Ohrfeigen seien zwar verschieden, dennoch ließen sich kulturelle Tendenzen verallgemeinern. „Erdbeermarmelade für den russischen Markt, zum Beispiel, muss süßer sein als für den österreichischen oder deutschen Markt."

Ich unterließ es ihn zu fragen, welche kulturellen Tendenzen es hinsichtlich Ohrfeigen gab. Stattdessen fasste ich zusammen: „Und das hast du also gemacht: Erdbeeraromen für unterschiedliche Märkte erzeugt."

Jürgen nickte. Er wollte weiterreden, da kam der Kellner mit drei Gläsern und der Flasche Chianti, um die kunstvoll eine Serviette als Tropfenfang gebunden war. Der Kellner schenkte Jürgen einen Degustationsschluck ein. Jürgen hob das Glas, um gegen das Licht die Farbe des Weines zu prüfen, kippte es, um an den Schlieren im Glas weiß-Gott-welche Eigenschaft des Weines abzulesen, schwenkte und beschnupperte es und tat im Großen und Ganzen so, als probiere er nicht einen italienischen Durchschnittswein, sondern müsse eine komplexe chemische Flüssigkeit in einem Reagenzglas analysieren. Und zwar ohne technische Hilfsmittel, ausgestattet nur mit der außergewöhnlichen Feinheit seiner Geschmacksnerven. Der Kellner sah seinem Sommeliergetue zu, ohne die Miene zu verziehen. Dabei hielt er die Flasche so, dass Jürgen das Etikett sehen konnte und schenkte, nachdem Jürgen gekostet und lobend genickt hatte, endlich drei Gläser ein. Dann sagte er „Salute", wobei er eine Verbeugung andeutete und Arthur Platz machte, der von der Toilette zurückkam.

„Und hat er dir die Sache mit der Erdbeermarmelade erzählt?", fragte Arthur, als er sich zu uns setzte. „Cool, oder? Jeden Morgen, wenn du dir ein Marmeladebrot streichst, kannst du dir denken: Das hat Jürgen gemacht."

„Also, ich habe nicht nur Erdbeeraromen erzeugt", berichtigte Jürgen. „Das wäre etwas kurz gegriffen. Ich war zum Beispiel wesentlich an der Entwicklung eines Kohlehydratgels für den Ausdauersport beteiligt, das zu einem echten Insidertipp unter Ausdauersportlern geworden ist." Jürgen griff nach seinem Glas, prostete uns zu und trank, den Wein bedächtig im Mund behaltend, bevor er schluckte. Dann setzte er das Glas wieder auf den Tisch und fuhr fort: „Ich selbst habe es ein paar Mal verwendet, aber ich bin Kraftsportler, kein Ausdauersportler, daher brauche ich es nicht wirklich." Er sah mich aus beinahe wimpernlosen Augen an: „Es geht jetzt aber auch nicht darum, meinen beruflichen Werdegang im Detail aufzulisten, sondern dir zu zeigen, dass ich Jahre lang, was heißt, Jahrzehnte lang in der Branche tätig war und Experte bin."

„Warum bist du nicht mehr in der Branche tätig?"

„Du weißt ja wie das mit älteren Arbeitnehmern oft ist. Ich bin dem Unternehmen zu teuer gekommen, und man hat mir ein ganz gutes Angebot gemacht, wenn ich kündige. Da habe ich ohnehin noch Glück gehabt."

Ich nickte, während Arthur seine Hand auf meine Schulter legte. Seine Geste war zärtlich, doch auch verpflichtend. So kam sie mir jedenfalls vor: „Und wieso möchtest du jetzt mit Arthur zusammenarbeiten?"

„Arbeitslos zu sein – auch wenn du ein bisschen was auf der Seite hast – ist nur bedingt witzig. Nicht nur finanziell. Du verlierst noch etwas anderes. Auf einmal kannst du auf die Frage ‚Und was machst du?' nichts mehr antworten. Du gehörst nicht mehr dazu. Außerdem arbeite ich einfach gerne. Aber unabhängig davon: Wenn wir es geschickt angehen, ist in dem Projekt echtes Geld drinnen." Jürgen wollte noch etwas sagen, da wurde die Antipastiplatte serviert, und unser Gespräch verstummte. Wir nahmen uns Weißbrot und Prosciutto, eingelegte Artischocken und getrocknete Oliven, träufelten ein mit Chili versetztes Olivenöl auf unsere Teller und aßen. Schließlich griff Jürgen den Faden wieder auf: „Mit meinen Verbindungen und meiner Expertise ist es nur eine Frage der Zeit, bis die Firma erfolgreich wird. Und dann wäre auch Geld für dich drinnen. Und zwar nicht zu knapp. Ist nur eine Frage, wie wir das festlegen."

Ich kaute und nickte abwesend. Geld war natürlich verlockend, keine Frage, aber es war nicht meine Hauptmotivation. Wenn ich für Arthurs Kredit bürgen würde, dann nicht wegen eines Gewinns, den ich eventuell einfahren konnte. Einen einfachen Grund, einen, den man als *rational* bezeichnen konnte, hatte ich freilich auch nicht. Ich liebte ihn. Und seit unserem Unfall hatte ich das unbestimmte Gefühl, dass uns etwas Besonderes beschieden war; dass hier eine Chance keimte, unsichtbar, aber stetig. Und auch quälte mich beständig der diffuse Vorwurf, eine Heuchlerin zu sein. Meinen Schülern und Schülerinnen versuchte ich die Notwendigkeit solidarischen Handelns nahezubringen und hatte vor Pathos rote Ohren, wenn ich ihnen den Satz „Rette einen Menschen und du rettest die Welt" zurief. Doch bislang war ich noch nie das Risiko des Helfens eingegangen. Ich hatte Verpflichtungen gescheut. Ich lebte mit sprichwörtlich gepackten Koffern, stets bereit aufzubrechen, wenn auch ohne zu wissen, wohin. Mein Leben war eine Wartesaalexistenz, ausgerichtet auf den richtigen Flug, den richtigen Zug, der doch bald einmal angekündigt werden musste. Verpflichtungen kann man da keine eingehen. Genauso wenig wie Beziehungen. Ich spießte eine Artischocke mit der Gabel auf, führte sie zum Mund und kaute bedächtig. Jürgen lehnte sich zurück, Arthur griff nach seinem Weinglas. Ich schluckte, tupfte mir den Mund mit der Serviette ab und stand auf: „Wenn ihr mich kurz entschuldigt."

*

Zwei Wochen später unterschrieb ich den Bürgschaftsvertrag zu Arthurs Kredit. Zusammen mit dem bereits aufgetriebenen Geld wollten Arthur und Jürgen das gesamte erste Jahr finanzieren, von der Anmietung eines kleinen bestückten Labors, der stundenweisen Anheuerung einer Bürokraft bis zur Deckung anfallender Werbekosten. Eine ältere Frau mit sorgfältig gefeilten Fingernägeln legte uns die Verträge in der Filiale am Hauptplatz zur Unterfertigung vor und gratulierte uns. Arthur hatte sich wie an dem Tag, an dem wir zu seiner Mutter gefahren waren, elegant gekleidet. Sogar eine rote Strickkrawatte hatte er sich umgebunden, die er stilsicher zu geöffnetem obersten Hemdknopf trug. Trotz dieser Marscherleichterung schwitzte er bei der Unterzeichnung. Es war aber auch ein unangenehm warmer Novembertag. Als wir die Filiale verließen, war er jedoch glücklich und umarmte mich. Dann wies er, noch immer meine Hüften haltend, mit einem Nicken auf den Weihnachtsmarkt, in dem, obwohl es noch fast sechs Wochen bis Weihnachten waren, *Last Christmas* in einer Endlosschleife gespielt wurde: „Trinken wir einen Glühwein?" Ich musste am Nachmittag noch unterrichten und eigentlich war es zu warm, um in Weihnachtsstimmung zu geraten. Doch der Gedanke an pubertierende Vierzehnjährige, die mein gerolltes ‚r' nachäfften und mich hinter meinem Rücken „Jugobraut" nannten, obwohl sie keine Ahnung hatten, wofür *Jugo* eigentlich stand, war eher ein Grund einen Glühwein zu trinken als davon abzusehen.

Arthur spendierte, und als er mir gegenüberstand, die Ellbogen auf den Punschtisch gestützt und die heiße Tasse vorsichtig am Henkel haltend, summte er vor sich hin. Schließlich trank er einen Schluck und stellte zufrieden nickend die Tasse wieder auf den Tisch. Ich ließ mich von seinem Optimismus anstecken. „Die Reise geht los", sagte ich und Arthur lächelte versonnen. Dann fasste er mich an den Armen und murmelte „Danke".

Manche Menschen werden ordinär, wenn sie das, was sie für die Wahrheit halten, aussprechen. Vielleicht weil sie denken, dass sich Wahrheit nicht mit sozialen Konventionen, wie etwa einer gesellschaftsfähigen Wortwahl, in Einklang bringen lässt. Andere Menschen wiederum sprechen besonders leise, wenn sie etwas besonders Wichtiges sagen. Arthur gehörte zu den letzteren. Und hätte ich nicht auf seinen Mund geschaut, ich hätte kaum sagen können, was er gesagt hatte.

Ich strich ihm über die Hand. Gut hatte ich mich bei der Vertragsunterfertigung nicht gefühlt. Zu viele Schauermärchen hatte ich im Internet auf einschlägigen Webseiten gelesen, zu unsicher war mir meine berufliche Situation vorgekommen, trotz der am Gang geraunten Andeutungen meiner Direktorin: „Sieht gut aus mit der Entfristung." Aber nun hatte ich den Schritt gewagt. Und mit Vertragsunterzeichnungen dieser Art war es wie mit Langstreckenflügen. Man denkt sich: „Abstürzen werden nur die anderen." Außerdem: Jetzt war die Welt doch voller Möglichkeiten, und was ist Glück anderes als eine Welt voller Möglichkeiten. Ich trank meinen Glühwein aus und griff nach Arthurs Arm, um mich zu verabschieden. Arthur reagierte nicht gleich, sondern blickte abwesend auf die Verkaufsstände des schwach besuchten Weihnachtsmarkts. Dann wandte er sich mir zu, mit dem Blick eines Menschen, der im Begriff ist, ein lange gehütetes Geheimnis preiszugeben: „Habe ich dir schon gesagt, wie ich meine Firma nennen werde?" Ich schüttelte den Kopf. „*Biopop*", murmelte er. Er sah mir in die Augen, dann wiederholte er den Namen laut, beinahe gellend, als wolle er George Michael überschreien: „*Biopop*!"

Fünf

Von nun an wurde nur noch wenig trainiert, zumindest was Arthur und Jürgen anging. Sie verbrachten viel Zeit in ihrem angemieteten Labor und saßen abends oft bis spät in die Nacht hinein zusammen, um ihre Businessstrategie *fine-zu-tunen*, den Webauftritt zu erstellen, Werbebriefe aufzusetzen, Produktideen zu konkretisieren.

In den ersten Tagen hatte ich Arthur im Labor besucht, und obwohl er mir seinen Arbeitsplatz gewissenhaft zeigte, hatte ich den Eindruck, dass er meine Gegenwart als Ablenkung empfand. Er nahm die Sache sehr ernst. Und als er ein paar Wochen nachdem er das Labor angemietet hatte, – es war früh im neuen Jahr – ein kleines *Eröffnungs-get-together*, wie er es nannte, in seinen Geschäftsräumlichkeiten gab, schien er nicht wirklich bei der Sache zu sein. Ich hatte angenommen, dass er sich selbst als erfolgreichen Geschäftsmann und sein Labor als Ort zukunftsweisender Innovationen präsentieren würde. Immerhin war er doch nun der, als der er immer gewürdigt werden wollte. Doch Arthur war zurückhaltend, servierte den wenigen Freunden, die er eingeladen hatte, selbst Sekt und Brötchen und wirkte mit seinen zu einem Lächeln geweiteten, doch nie geöffneten Lippen bescheiden, höflich distanziert. In jedem Fall nicht wie jemand, der sich seinen Platz im Leben freiboxt. Rührend fand ich, dass er in einer kurzen Ansprache ausdrücklich mir dankte. Kaum dass mein Name gefallen war, begann Jürgen laut zu klatschen und nickte dabei rhythmisch mit dem Kopf. Auch sonst zog Jürgen an diesem Abend die Aufmerksamkeit auf sich. Er erklärte den Gästen die Funktionsweise der Laborgeräte und schob Fanny einen Löffel Erdbeermus in den Mund, während er ihr die gleiche Predigt über Aromen und Inhaltsstoffe hielt, die er vor einiger Zeit mir gehalten hatte. Hätte man die Arbeitsaufteilung von Arthur und Jürgen nicht gekannt, so hätte man annehmen können, dass wir die Gründung von Jürgens Firma und in den Räumlichkeiten *seines* Labors feierten. Letzteres stimmte sogar bis zu einem gewissen

Grad. Denn Jürgen sollte die technische Seite der Arbeit erledigen, während Arthur die kaufmännische Verantwortung trug. Seine wichtigste Aufgabe war fürs Erste einmal die Kundenakquise, und kurz nachdem wir angestoßen hatten, zog er sich mit zwei Herren in das angrenzende Büro zurück, offenbar um Geschäftliches zu besprechen.

Diesen Moment nutzte Fanny und stellte sich neben mich: „Respekt, Süße. Ich hätte mir nicht gedacht, dass du es durchziehst."

Ich sah sie misstrauisch an: „Ich erwarte nicht, dass du das verstehst."

Fanny griff nach einem Stapel Visitenkarten und nahm eine davon in die Hand. Dann fuhr sie sich gedankenverloren mit der Kante der Visitenkarte unter den Zeigefingernagel: „Ich hatte unrecht. Du hast es wirklich geschafft im *Dumbbells* jemanden zu treffen, der für mehr als nur für eine Nacht ist. Und jetzt das!" Sie wies mit dem Kinn in das Labor: „Gratuliere." Anstatt etwas zu erwidern, klopfte ich mit den Fingerknöcheln auf einen Labortisch und sagte: *„Knock on wood."* Fanny tat es mir gleich, wies aber beiläufig darauf hin, dass die Labortische wahrscheinlich nicht aus Holz gefertigt waren.

„Ist ja auch egal, Fanny", entfuhr es mir heftiger, als ich es vorgehabt hatte. „Es ist ja nur ein Symbol, ein frommer Wunsch. Der Erfolg von *Biopop* wird nicht von der korrekten Durchführung einer abergläubischen Geste abhängen." Fanny hob begütigend die Hände: „Sorry, Süße. Sorry." Mir tat mein Ausbruch sofort leid. Weniger, weil er sich gegen Fanny richtete, die hielt das schon aus, sondern weil er mir meine eigenen Zweifel allzu deutlich vor Augen führte: „Nein, nein, du musst entschuldigen. Es war jetzt alles ein bisschen viel." Ich griff nach Fannys Hand. Fanny beantwortete meine versöhnliche Geste, indem sie mit dem Daumen einige Male über meine Handfläche strich. Dann, als habe sie plötzlich mit diesen Bewegungen einen alten Gedanken weg- und einen neuen Gedanken herbeigestrichen, erkundigte sie sich nach meiner Mutter: „Wie geht es ihr?“

„Danke, meiner Mutter geht es gut.“

Als ich das zweite Semester in Wien studierte und es absehbar war, dass ich für die nächsten Jahre dort bleiben würde, nahm meine Mutter das Jobangebot einer südsteirischen Logistikfirma an. In Zagreb half sie, eine Zweigstelle aufzubauen. Diese späte Rückkehr war eines der vielen Rätsel ihrer Biografie. Naheliegend wäre es gewesen, nach dem Tod meines Vaters zu ihrer Familie zurückzukehren: den Ausflug in die Freiheit – an manchen Tagen wohl eher: in die emotionale Uferlosigkeit – auf eine Episode zu verkürzen, ihn *nicht* zu einem Dauerzustand auszudehnen. Doch meine Mutter blieb in Österreich und baute sich ein Leben auf, wobei ihr ihre guten Deutschkenntnisse und ihr gewinnendes Wesen viele Wege ebneten. Denn so immun gegen ein Strahlen konntest du gar nicht sein: Das Lächeln meiner Mutter stellte dich ins Zentrum sonnengefluteter Aufmerksamkeit.

Als ich in die Volksschule kam, hatte sie sogar einen seriösen Werber. Onkel Alfred kam uns besuchen, oft mehrmals die Woche, brachte mir Schokolade und meiner Mutter Nelken. Immer akkurat rasiert, immer im gebügelten Hemd, ein guter Fang, wie die Kaffeehausfreundinnen meiner Mutter angemerkt hätten, hätte sie Kaffeehausfreundinnen gehabt. Oft las er mir aus Kinderbüchern vor, ließ mich Buchstaben mit Buntstiften in ein kariertes Heft eintragen oder spielte mit mir Uno. Ich mochte ihn, sehr sogar, und ich denke, meine Mutter mochte ihn auch. Dass sie sein Werben aber letztendlich ins Leere laufen ließ, so wie sie das Werben aller anderen Männer, die sie im Laufe der Jahre kennenlernte, ins Leere laufen ließ, war ein weiteres Rätsel. Sie ging mit ihnen ins Kino oder Theater oder traf sich auf einen Kaffee oder ein Glas Wein, wobei sie die einschlägigen kroatischen Lokale mied. Aber das war es dann auch. Ihre Zurückhaltung war wohl am ehesten mit der eigenwilligen Treue zu erklären, die sie meinem Vater auch Jahrzehnte nach dessen Tod hielt. Obwohl es ihr nicht leichtgefallen sein dürfte und an manchen Tagen eine stille Traurigkeit an ihr haftete wie der Geruch von ungelüfteten Wintermänteln.

Nun arbeitete sie im Hotel ihres Bruders. Es befand sich auf einer der beliebtesten Wanderrouten durch den Nationalpark *Plitvice* und schien gut zu gehen. Ich selbst hatte die letzten Tage des alten Jahres sowie Silvester und Neujahr dort verbracht. Am einunddreißigsten Dezember hatte ich einen ausgedehnten Spaziergang durch die Märchenlandschaft gemacht und dabei an den *Schatz im Silbersee* gedacht und daran, dass meine Mutter, als der Film an einem Sonntagnachmittag im Fernseher lief, das Bügeleisen abstellte und auf den Fernsehapparat zeigte: „Das kennst du auch schon!"

Diese Szene ist eine frühe Kindheitserinnerung. Die Aussage meiner Mutter verlieh dem Namen *Plitvice* etwas Mythologisches. Etwas, das auf ganz intensive Art und Weise mit meiner Existenz zu tun hatte und sich dennoch meinem Zugriff entzog. In den späten Achtzigerjahren fuhren wir regelmäßig hin. Ich erinnere mich gut an diese Sommer. Die dort verbrachten Ferienwochen verstärkten die Fantasie vom frühen Paradies, dessen Glanz selbst die langen Busreisen nicht verdunkeln konnten. Aufgrund des Krieges waren wir dann jahrelang nicht mehr dort und das, was ich als Studentin wiederentdeckte, war wesentlich prosaischer: eine ausnehmend schöne Landschaft, die jedoch untrennbar mit dem Jähzorn und Dominationsbedürfnis meines Onkels verbunden war. Er hatte eine Hand verloren, ein Arbeitsunfall, wie es hieß, doch ich vermutete – und ich weiß nicht, woher ich das hatte –, dass es eine Kriegsverletzung war.

Einmal verbrachte ich mit einem Studienkollegen, der sich mehr erhoffte und den mein Onkel in einem eigenen Zimmer unterbrachte, ein paar Tage in seinem Hotel. Mit seiner Frage, ob meinem Onkel die Hand von einer Granate abgerissen worden sei, galt mir meine Vermutung als bestätigt. Als ich am einunddreißigsten Dezember von meinem Spaziergang zurückkehrte, stand mein Onkel in der Empfangshalle und unterhielt sich mit ein paar Gästen. Mir warf er einen scharfen Blick zu, denn es gefiel ihm nicht, dass ich alleine in Österreich lebte – noch dazu als Lehrerin – und mich nur gelegentlich innerhalb seiner Einflusssphäre bewegte. Wo doch meine Familie hier in Kroatien sei und mich bräuchte. So formulierte er es. Auch missfiel es ihm, dass ich keine Anstalten machte, einen Kroaten zu heiraten. Ich ignorierte ihn und ging zu meiner Mutter ins Büro, die dort, trotz des nahenden Silvesterabends, noch immer hinter ihrem Bilanzierungsprogramm saß.

„Und deine Mutter möchte weiterhin dort bleiben?", fragte Fanny. Ich nickte. Ihr Leben war nun in Plitvice, so wie es davor in Graz gewesen war, und ich hatte mir vorgenommen, das zu akzeptieren. Doch es fiel mir schwer. Warum sollte jemand dreißig Jahre erkämpfte Unabhängigkeit – und ich meine, eine unter Einsamkeit und Entbehrung erkämpfte Unabhängigkeit – aufgeben? Warum sich einem jähzornigen Bruder wieder unterordnen? Einem Bruder, der Autorität mit Aggression verwechselte?

„Hast du ihr von Arthur erzählt? Ich meine, für seinen Freund bei der Bank zu bürgen, hebt ja eine Beziehung auf ein ganz anderes Level."

Ich schüttelte den Kopf. Wozu meine Mutter mit meinen Entscheidungen belasten? Wahrscheinlich hätte sie nicht viel mehr gesagt, als dass ich aufpassen solle, es aber im Endeffekt meine Entscheidung sei.

„Und bei dir?", fragte ich zurück: „Alles in Ordnung? Wir haben uns ja jetzt schon seit Ewigkeiten nicht mehr gesehen." Fanny erwiderte, dass es ihr gutgehe, vergaß auch nicht auf ihr Arbeitspensum hinzuweisen, das so hoch sei, dass sie auch während der Feiertage zumindest stundenweise ins Büro habe gehen müssen, und wies dann mit dem Kopf auf Jürgen: „Der ist eigentlich ganz nett. Auch so einer aus dem *Dumbbells*?"

Ich nickte.

„Er scheint mir irgendwie der eigentliche Chef zu sein. Arthur kann froh sein, so jemanden zu haben. Vielleicht geht der Plan ja wirklich auf und, wer weiß, in ein oder zwei Jahren bist du mit einem Millionär im Bett." Fanny perlte ihr Sopranlachen und löste ihr Haar, das sie zu einem Knoten zusammengebunden hatte. Sie fuhr sich ein paar Mal durch die Haare, und als diese so zu fallen schienen, wie sie es für gut hielt, warf sie mir mit gespitzten Lippen einen herausfordernden Blick zu.

„Willst du dir jetzt Jürgen angeln?"

Fanny lächelte und zog die Schultern ein wenig hoch: „Ach, Vanja. Trotz deiner Perlohrringe bist du im Grunde eine verbrämte Feministin der alten Schule. Gleichberechtigung zu wollen, muss nicht heißen, dass man seine Weiblichkeit hassen muss. *Frau* muss nicht die Welt retten. Sie darf ihr erotisches Kapital ausspielen." Ihr Blick pendelte kurz zwischen Ironie und Besserwisserei, dann ging sie auf Jürgen zu, der gerade eine Flasche Prosecco in der Hand hielt. Ihm hielt sie ihr Glas hin: „Schenkst du mir auch ein?"

*

Ich wohnte nun beinahe durchgehend bei Arthur. Andernfalls hätten wir uns kaum noch gesehen. Ein oder zwei Mal die Woche ging ich zu mir, um die Post durchzusehen und Felix – meinen Bonsaibaum – zu gießen oder meine Wäsche zu waschen. Meinen Kaschmirpullover oder meine Tops von Abercrombie & Fitch wollte ich Arthurs alter Waschmaschine nicht anvertrauen. Ich bot Arthur an, mich an den laufenden Ausgaben zu beteiligen, jetzt, wo ich so viel bei ihm war. Doch das wollte er nicht. Er fand, dass das Auseinanderdividieren finanzieller Fragen in einer Beziehung wie der unseren unpassend wäre. Außerdem freute er sich, wenn ich in seinem Regalstuhl saß und las oder meine Unterrichtseinheiten vorbereitete, während er Kalkulationen durchging oder im Nebenzimmer Anrufe tätigte.

Überhaupt freute er sich häufiger und intensiver als früher. Das war eine wesentliche Veränderung. Denn sein – nicht einmal aufgesetztes – Lausbubenlächeln hatte nicht darüber hinwegtäuschen können, dass ihn seine berufliche Erfolglosigkeit unter Druck gesetzt hatte. Dieser hatte sich in ganz eigenen Marotten manifestiert. Eine davon war sicherlich die Perfektionierung seines Körpers gewesen. Dieser Wunsch, sich durch einen wohlgeformten Trizeps und ausgeprägte Schultermuskeln von der Masse durchschnittlicher Arbeitsloser abzuheben. Das Bedürfnis, nur ja nicht für einen Versager gehalten zu werden, hatte wohl auch seine apodiktische und in Anbetracht seiner finanziellen Situation absurde Aussage gespeist, dass im Grunde die Selbstständigkeit für ihn *die einzig mögliche Existenzform* sei. Ein anderes Ventil war seine Kleidung gewesen. Denn hinter der scheinbaren Nachlässigkeit, mit der er Jeans und Kapuzenpullover kombinierte, steckte Methode. Mit ihm noch schnell auf einen Drink ins *Manhattan* zu gehen, konnte bedeuten, eine halbe Stunde warten zu müssen, bis er die richtige Kombination aus Jeans und T-Shirt oder Chinos und Pullover für diesen schnellen Drink gefunden hatte. Und Kritik an diesem Verhalten hatte er kaum geduldet. Selbst die leiseste, ja gutmütigste Ironie konnte er als untergriffige Bösartigkeit werten, die im schlimmsten Fall ein Knallen und Zusperren der Schlafzimmertür nach sich ziehen konnte. All das veränderte sich nun. Nicht auf einmal, aber Schritt für Schritt. Arthur wurde fröhlicher und souveräner, in seinen Ansichten aufgeschlossen und in seinen Aussagen kompromissbereit.

Und trotzdem kam es zu unserem ersten richtigen Streit. Ich hatte Sprechtag gehabt und Arthur war spät aus dem Büro gekommen. Bei zwei gelieferten Pizzen saßen wir vorm Fernseher und sahen uns *CSI Miami* an. Wir waren beide müde, aber während Arthur von seinem neuen Selbstbewusstsein getragen wurde, war ich von meiner Arbeit, die mir zwar regelmäßiges Einkommen bescherte, aber ansonsten nichts Glamouröses hatte, schon gar nicht die Aura des risikoreichen Unternehmers, genervt. Zum Sprechtag war Mag. Schlegel gekommen und hatte mich für die pubertäre Verweigerungshaltung seines Sohnes verantwortlich gemacht. Er sagte es zwar nicht ganz so deutlich, doch er ließ durchblicken, dass die angeblich mangelnde Disziplin in meinen Stunden mit meinem Balkanerbe in Verbindung stünde. Er wurde sogar laut und streckte mir drohend seinen Zeigefinger ins Gesicht, als ich ihn auf das Ende unserer Unterhaltung hinwies.

Ausgerechnet an diesem Abend beschloss Arthur, ein paar patzige Parolen aus seinen Wirtschaftsratgebern vom Stapel zu lassen. Geräuschvoll kaute er einen Bissen seiner Pizza Diavolo und meinte, sobald er hinuntergeschluckt hatte: „Die meisten Menschen sind solche Warmduscher. Die wollen alle in den Staatsdienst." Er trank einen Schluck Cola und unterdrückte ein Rülpsen. „Dabei ist es immer schon das Unternehmertum, das Fortschritt gebracht hat. Die Unternehmer, vor allem die KMUs, sind die Basis der österreichischen Wirtschaft."

„Sag einmal, spinnst du?"

„Was ist denn los?" Arthur sah mich verdutzt an.

„Denkst du eigentlich nach, bevor du etwas sagst?"

Arthur zog die Augenbrauen zusammen. Dann mengte sich Beklommenheit in seine von Chilischoten gerötete Gesichtsfarbe: „Ach, entschuldige bitte, so habe ich das natürlich nicht gemeint."

Für gewöhnlich hätte ich es dabei belassen. Ich hasse Streit. Mir bleiben die im Zorn zugefügten und erhaltenen Kränkungen zu lange in Erinnerung, als dass ein Wutausbruch je gerechtfertigt wäre. Aber diesmal beließ ich es nicht bei einem ärgerlichen Einwand: „Du bist einfach ein selbstgefälliges Arschloch."

Arthur legte sein Stück Pizza auf den Teller. Seine Augen waren vor Erstaunen und Schrecken geweitet.

„Um dir zu helfen, damit du mit Anfang dreißig endlich in die Gänge kommst, gehe ich das Risiko ein, mich für die nächsten fünfzehn oder zwanzig Jahre bis über beide Ohren zu verschulden! Und jetzt kann ich mir auch noch deine idiotischen Prahlereien anhören?“

„Ich habe nicht nachgedacht. Entschuldige bitte.“

„Es ist ja nicht das erste Mal.“

Das stimmte zwar nicht, wirkte aber. Arthur griff behutsam nach meiner Hand und begann mit dem Daumen meinen Handrücken zu streicheln. Ich riss mich los und stand auf. Dabei warf ich den Karton mit meiner Pizza um. Wie zum Hohn landete die Pizza mit dem Belag nach unten auf dem Boden: „Du bist einfach ein Großmaul. Sobald du ein bisschen Oberwasser hast, musst du andere runtermachen.“

Arthur wollte etwas sagen, doch ich schnitt ihm das Wort ab: „Wenn dir so eine warmduschende Staatsdienerin nicht geholfen hätte, könntest du dir deinen Betrieb nach wie vor aufzeichnen. Und übrigens: Deine ach so privatwirtschaftliche Mutter hat dir nicht geholfen. Und sie wird wohl auch einen Grund gehabt haben.“

Das saß. Arthurs Unterlippe zitterte. Er sah aus, als ob er gleich weinen würde. Das brachte mich so richtig in Fahrt: „Warum hat sie dir denn nicht geholfen?“

Arthur zuckte mit den Achseln und sah mich hilfesuchend an.

„Na, warum?“

Arthur senkte den Blick: „Ich weiß es nicht.“

„Blödsinn.“

Arthur schüttelte den Kopf und sagte nichts.

„Soll ich dir sagen, warum sie dir nicht geholfen hat?“

Arthur starrte weiter stumm auf den Boden.

„Na, soll ich es dir sagen?“

Nun sah Arthur auf. Alles Weiche war aus seinem Gesicht gewichen, sein Blick war hart, seine Lippen schmal und zu einem drohenden Lächeln geöffnet: „Na, sag es mir."

„Die Wahrscheinlichkeit, dass du deine Firma in den Sand setzt, ist zu hoch."

Stille.

„Das hast du jetzt nicht gesagt."

Ich starrte Arthur an, ohne zu antworten. Schließlich sagte er leise, beinahe flüsternd: „Ich glaube, du solltest jetzt gehen."

*

Als ich bei mir zuhause auf der Couch saß und lustlos auf die Ikone des Sveti Nikola starrte, war meine Wut verraucht. Stattdessen schämte ich mich. Ich hatte versucht, Arthur anzurufen, aber er hob nicht ab. Es war nicht schwer, die unfaire Attacke, die ich gegen ihn gefahren hatte, zu erklären. Ich hatte einfach meine Angst formuliert und dabei seine Mutter vorgeschoben. Das war nicht nur feig, sondern auch vollkommen aus der Luft gegriffen. Ich kannte seine Mutter ja gar nicht und hatte ihn einfach in die Enge treiben wollen. Und dann hatte ich nicht mehr zurückrudern können. Das Absurde war, dass ich mit dieser Kränkung in letzter Konsequenz mich selbst schädigen würde. Ermutigend war meine Aussage nicht, und wenn *Biopop* wirklich nicht in die Gänge kam, konnte mich das am härtesten treffen. Aber ich hatte es getan und das voller Lust: Als ich Arthur vor mir sitzen gesehen hatte, die Augen in Fassungslosigkeit aufgerissen, die Unterlippe zitternd, als wäre er geohrfeigt worden, war in mir eine Welle des Triumphs gebrochen. Nun trieb mir die Erinnerung an seinen hilfesuchenden Blick die Tränen in die Augen.

Woher stammte nur meine Wut? Und warum hatte gerade seine Hilflosigkeit in mir den Wunsch verstärkt, ihn zu verletzen? Ich griff nach meinem Handy und rief Fanny an. Ich musste lange läuten lassen, bis sie abhob. „Ich kann nicht lange telefonieren", sagte sie statt einer Begrüßung. „Ich koche gerade."

„Ach so."

„Alles ok?"

„Nein. Ich habe mit Arthur gestritten. Und zwar so richtig hässlich gestritten."

„Wieso denn?"

„Wegen nichts. Ich hatte Stress in der Schule und Arthur hat etwas Dummes gesagt."

Ich hörte, wie Fanny mit Kochgeschirr hantierte. „Ich stelle nur schnell die Pfanne von der heißen Herdplatte. Also, was hat er gesagt?"

„Ich habe gefunden, dass er meinen Beruf ins Lächerliche zieht. Und da bin ich durchgedreht. Ich habe ihm gesagt, dass seine Mutter nicht für ihn gebürgt hat, weil sie ihn für einen Versager hält."

„Das ist heftig." Für ein paar Momente schwiegen wir. Nur das Pfeifen des Luftabzugs von Fannys Herd war zu hören. Dann sagte Fanny: „Ihr werdet das schon wieder hinkriegen."

Ohne zu antworten, starrte ich auf die Ikone des Sveti Nikola, der meinen Blick gütig, fast dusslig erwiderte.

„Warum schenkst du ihm nicht irgendetwas. Etwas für euch beide. Ein kurzer Urlaub übers Wochenende. Das würde euch beiden guttun."

„Aber nicht in Plitvice."

„Nein, nicht bei deinem komischen Onkel, sondern nur ihr beide. Fahrt doch in die Stadt der Liebe! Geht ins Salvador-Dalí-Museum, macht eine Bootsfahrt auf der Seine, trinkt Rotwein in irgendeinem Café am Boulevard St. Germain und schmust auf den Treppen von Montmartre. Das wäre doch das Richtige für euch. Ihr habt eigentlich keine Honeymoonphase gehabt. Ihr ward zusammen und schon gab es einen Unfall und Verpflichtungen."

Da hatte Fanny nicht unrecht.

„Ich muss jetzt weiter kochen“, sagte Fanny. „Das wird schon wieder.“ Dann legte sie auf.

Ich stand auf, ging zu meinem Laptop und wählte ein Reiseportal an. Arthur würde in den nächsten Monaten zu tun haben und selbst zu einem Kurztrip nicht zu überreden sein. Also beschloss ich für das erste Wochenende nach Ende des Sommersemesters Flug und Hotel zu buchen. Nach einigem Suchen entschied ich mich für ein Hotel im zweiten *Arrondissement*. Der Preis war in Ordnung und das Hotel mit seinen kleinen, von hüfthohen, schmiedeeisernen Gittern begrenzten Balkonen schien mir genau das richtige, um jene Romantik nachzuholen, die wir zu Beginn unserer Beziehung verpasst hatten. Wir könnten abends, nach einem ausgedehnten Spaziergang durch die Stadt, dort sitzen, ein Glas Rotwein oder Cognac trinken und einander erzählen, wer wir waren und wer wir gerne wären und was das Sein vom Wünschen trennte. Ich tippte den Sicherheitscode meiner Visakarte in die Maske und bestätigte meine Buchung. Dann starrte ich auf die Karte von Paris. Hoffentlich würde Arthur zur Versöhnung bereit sein.

*

Er war es, aber er ließ sich Zeit. Während dieser Zeit war ich verzweifelt und musste mich zwingen, meine Schulklassen nicht mit hängenden Schultern zu betreten. Das Sprechen strengte mich an und ich war unaufmerksam und ruppig. Doch lächelte mich eine Schülerin an, etwa wenn sie mir ihr Hausübungsheft gab oder eine Antwort wusste, war ich dankbar und musste meinen Kopf gerührt zur Seite drehen.

Mehrere Tage nach meinem Streit mit Arthur bat mich unsere Direktorin zu sich. Ich hatte Gangaufsicht und starrte gerade auf die stark vergrößerte Fotografie des Lehrkörpers, die prominent im ersten Stock angebracht worden war. Der Lehrkörper war zweigeteilt: jene unter 35 und jene über 50 Jahre, wobei die älteren Semester fast alle Nachnamen trugen, die mit den hinteren Buchstaben des Alphabets begannen. Da war man versucht zu fragen, ob das eine mit dem anderen etwas zu tun hatte. Ich war gerade mit dem Gesicht näher zur Fotografie gegangen, da berührte mich unsere Direktorin am Arm: „Kommst du bitte kurz in mein Büro?“ Meinen Einwand, dass ich meine Gangaufsicht noch wahrnehmen müsse, winkte sie weg und so folgte ich dem harten Aufsetzen ihrer Absätze.

Im Büro fragte sie mich, ob ich einen Kaffee wolle. Ich lehnte ab, und ohne mich zu bitten, Platz zu nehmen, kam sie auch gleich zur Sache: „Mit einer Vertragsverlängerung im nächsten Jahr sieht es leider doch nicht gut aus. Anders als erwartet kommt die Kollegin Loidolt doch früher aus der Karenz zurück und wir werden für dich keine Verwendung haben. Tut mir leid.“ Sie sprach schnell und abgehackt, ihrer Aussprache eine dialektale Färbung gebend, als sage sie etwas, das ohnehin eine Binsenweisheit sei und daher keinerlei Diskussion bedürfe. „Gibt es gar keine Stunden? Nicht einmal für Englisch?“ Die Direktorin schüttelte den Kopf. Dann lehnte sie sich nach vorne, die Arme verschränkt, die Schultern hochgezogen: „Sieht nicht so aus. Vielleicht kannst du ein paar Stunden in der Nachmittagsbetreuung haben. Versprechen kann ich aber gar nichts.“ Ich starrte sie fassungslos an. Seit vier Jahren unterrichtete ich nun schon an diesem angeblich besten Gymnasium der Steiermark, und vor ein paar Wochen hatte mir die Direktorin noch gesagt, wie sehr sie meine Arbeit schätze und wie gerne sie mich als fixen Bestandteil des Lehrkörpers wolle. Nun aber erwiderte sie meinen Blick mit verschränkten Armen und hochgezogenen Schultern: Da kann man gar nichts machen, es ist so, wie es ist, höhere Gewalt. Schließlich wies sie mit dem Finger auf die Tür. „Hast du nicht noch Gangaufsicht?“

Als ich auf den Gang trat, kam mir Mag. Schlegel entgegen, der Steuerberater mit seinem renitenten Sohn. Er wollte offensichtlich nicht zu mir, denn er lief an mir vorbei – gerade so, dass die Schöße seines karierten Sakkos nicht in der Luft flatterten –, drehte sich dann aber doch um und sagte: „Jetzt, wo ich Sie gerade sehe, muss ich noch mit Ihnen reden." „Kommen Sie bitte in meine Sprechstunde", gab ich zurück, wohl wissend, dass er meine Antwort als Zumutung auffassen musste. „Ich habe zu tun." Und damit ließ ich ihn stehen und stellte mich wieder vor die Fotografie mit dem Lehrkörper, wobei ich mich ein wenig zu breitbeinig hinstellte. In den verbleibenden zwei Stunden, die ich noch zu unterrichten hatte, forderte ich meine Schüler auf, sich leise zu beschäftigen. Irgendeine sinnvolle Anweisung gab ich ihnen nicht, drohte nur einmal Tanja, die mit ihrem Handy spielte, dass ich sie zur Direktorin schicken würde, falls sie sich nicht zu benehmen wisse.

*

Am Nachmittag ging ich ins *Dumbbells*. Als ich mit dreißig Kilo auf den Schultern in die Hocke ging, spürte ich, wie mich das Trainieren beruhigte, ja geradezu euphorisch stimmte. Natürlich erinnerte mich das Training an Arthur. Doch die Bündelung meiner Kräfte, die notwendig war, um aus der Hocke in die Höhe zu schnellen, ließ keine Melancholie zu. Mit jedem wuchtigen Aufstehen, das gegen meinen Willen von einem kurzen Stöhnen begleitet war, schien ich sowohl den Kummer, den ich wegen Arthur empfand, als auch die Wut, die ich wegen meiner Direktorin spürte, hinauszustoßen. Als ich mit dem ersten Set fertig war, erhöhte ich das Gewicht auf vierzig Kilo. Vielleicht, dachte ich, während ich an beiden Enden der Hantelstange je eine weitere Fünfkiloscheibe auflud, würde es mir ja gelingen, mich ins Glück zu stemmen. „Aktiv sein" war die Zauberformel der modernen Glücksforschung. Glück war eine Gehirnfunktion, die durch eine gesunde Lebensweise aktiviert werden konnte. Wurdest du nicht glücklich, warst du selber schuld. Also durchatmen, Unterkiefer vorschieben und das Gewicht von der Halterung heben.

Die ersten drei Kniebeugen stellten keine Herausforderung dar. Dann allerdings wurde es anstrengend. Ein Set von zehn Kniebeugen schaffte ich nicht. Nach der fünften Kniebeuge fixierte ich die Langhantel und atmete tief durch, während ich mein rechtes Bein abwinkelte und meinen Fuß mit der Hand nach hinten zog. Nachdem ich auch mein linkes Bein gedehnt hatte, lud ich mir noch einmal zehn Kilo auf. Das waren zehn Kilo zuviel. Als ich versuchte aus der Hocke hochzukommen, hätte ich mich genauso gut gegen die Lüftungsrohre, die an der Zimmerdecke angebracht waren, stemmen können. Trotz aller Kraft, die ich aufbot, konnte ich die Beine nicht durchstrecken. Es war nur mehr eine Frage von Sekunden und ich würde nach hinten fallen, da wurde das Gewicht mit einem Mal weniger, der Druck von meinen Schultern löste sich, ich richtete mich auf und dann war das Gewicht auf der Halterung befestigt. Ich taumelte nach hinten und fiel gegen Jürgen.

Jürgen hielt mich für einen Moment, bevor er mich behutsam von sich schob. „Das solltest du nicht tun! Außer, dass du dir deinen Rücken ruinierst, erreichst du nichts."

Ich nickte: „Danke, ich weiß auch nicht, was in mich gefahren ist."

„Manchmal wollen wir es einfach wissen."

Jürgen ging einen Schritt zurück und lehnte sich gegen die Klimmzugmaschine. Wenn er so kauerte, fiel es weniger auf, dass er ein gutes Stück kleiner war als ich. Er verschränkte die Arme, dann sagte er in seiner irritierend halblustigen Art: „Und was machst du sonst, außer dich für die Special Olympics fit zu machen?"

Meine gute Laune war mit einem Mal verflogen. „Jürgen, ich hatte keinen besonders guten Tag …"

Jürgen nickte und richtete sich auf: „Wieso denn?"

„In meiner Arbeit gibt es Schwierigkeiten, aber ich mag darüber jetzt nicht reden."

„Und mit Arthur ist es in letzter Zeit auch nicht so gut gelaufen?"

„Habt ihr darüber geredet?"

„Arthur hat Andeutungen gemacht."

„Nein, mit Arthur läuft es gerade auch nicht so gut."

„Willst du reden?"

Für einen Moment schwankte ich. So sehr mir Jürgen auf die Nerven ging, war er doch eine Art Verbindung zu Arthur. In seiner Person kreuzten sich meine und Arthurs Biographie. Wenn ich also schon nicht mit Arthur selbst reden konnte, warum dann nicht zumindest mit jemandem, der ihn täglich sah? Vielleicht erfuhr ich etwas oder konnte Jürgen zu meinem Boten machen. Ihm etwas mitgeben, das Arthur zu meinen Gunsten beeinflussen würde.

Außerdem war es noch aus einem anderen, offensichtlichen Grund verlockend, mit Jürgen über Arthur zu sprechen. Durch unser Sprechen würde Arthur anwesend sein, zumindest für die Zeit unseres Sprechens. Dieses Bedürfnis, über den Vermissten zu reden, ihn in einem quasi-rituellen Akt bei einem Cappuccino oder einem Glas Prosecco heraufzubeschwören, hatte mich bei Fanny, wenn sie unglücklich verliebt gewesen war, immer irritiert. Und sie war oft unglücklich verliebt gewesen. Mehrmals hatte ich mich zusammenreißen müssen, um nicht schroff zu werden: Die Fata Morgana deines Hartmanns (sie hatte tatsächlich einmal einen Freund, der Hartmann hieß) verschwindet mit dem Ende unseres Gesprächs. Und dann tut es dir nur noch mehr weh. Also lass es gleich sein, finde dich ab, lieber ein Ende mit Schrecken als ein Schrecken ohne Ende. Ziemlich herzlos von mir, aber vor Arthur war ich nicht verliebt gewesen. Ich hatte Fanny immer um ihre emotionale Offenheit beneidet und mich deshalb betont unsentimental gegeben. „Dein Reden ist eine

Ersatzhandlung", warf ich ihr einmal vor, als wir betrunken waren und mir ihr Gejammer zu viel wurde. „Fuck you", hatte Fanny ungewöhnlich heftig erwidert und mir den gestreckten Mittelfinger vor die Nase gehalten. Nun war meine Situation eine ganz andere. Und trotzdem wollte ich nicht mit Jürgen sprechen. Ich schüttelte den Kopf: „Passt schon."

Jürgen nickte: „Okay, ich denke, er wird sich ohnehin bald bei dir melden."

„Wieso?"

„Es gibt Neuigkeiten. Gute Neuigkeiten."

„Welche Neuigkeiten?"

Jürgen zwinkerte mir zu: „Du wirst es bald hören. Komm, gehen wir noch ein bisschen trainieren."

⋆

Als ich am frühen Abend nachhause kam, fand ich im Postkästchen einen Brief von Arthur. „Dienstag in einer Woche, 15:00, im Naturhistorischen Museum von Wien, Saal 12", stand in blauer Handschrift auf grobkörnigem, beigem Papier. Obwohl meine Beine vom Training schwer waren, lief ich die Stiegen zu meiner Wohnung hinauf, immer zwei Stufen auf einmal nehmend. Nächste Woche waren Semesterferien, einem Ausflug nach Wien stand also nichts entgegen. Ich sperrte die Tür auf und warf meine Sporttasche in die Ecke. Arthur wollte sich treffen, und dass er das im Naturhistorischen Museum tun wollte – auch gut. Hauptsache, er wollte mich sehen. Ich nahm mir ein Glas Wasser und setzte mich auf die Couch, Sveti Nikola einen komplizenhaften Blick zuwerfend. Für einen Moment überlegte ich, Fanny anzurufen, ließ es dann aber bleiben. Manchmal wird Glück kleiner, wenn man es teilt.

Sechs

Trotz guter Straßenbedingungen war die Fahrt nach Wien mühsam. LKWs, auf deren Anhängern Fitnessmodels in knappen Dessous für Fliesen und Tiernahrung warben, schienen sich ein Rennen zu liefern. Regelmäßig musste ich auch auf der Überholspur meine Geschwindigkeit drosseln, ansonsten wäre ich gegen einen Anhänger gefahren. Zu fahren wie hinter zwei überdimensionierten Spinden, auf denen Poster mit ebenso überdimensionierten und fototechnisch nachbearbeiteten Dekolletés angebracht waren, frustrierte mich. Ich ärgerte mich über die Lastwägen, und bald ärgerte ich mich über Arthurs ausgefallenen Treffpunkt. Die letzten Tage war ich zu sehr mit mir selbst beschäftigt gewesen. Die Fragen, welcher Arbeit ich wohl ab dem nächsten Schuljahr nachgehen und wie es mit mir und Arthur weitergehen würde, hatten mein Denken blockiert – wie die Sattelschlepper vor mir mein Überholen. So hatte ich mir keine Gedanken über das Naturhistorische Museum als Ort eines Rendezvous gemacht. Nun aber, auf dem Talübergang Schottwien, vor mir ein Michelin-LKW und seitlich die Burgruine Klamm, schien mir die Symbolik dieses Ortes alles andere als einsichtig. Was hatte ein im Stil des Historizismus gebautes Palais, angefüllt mit alten Knochen und Fellen, mit uns beiden zu tun?

Ich kannte das Museum noch von meiner Studienzeit. Stunde um Stunde hatte ich dort verbracht, um mein Auge zu schulen, skizzieren, schraffieren und schattieren zu üben und manchmal auch einfach nur, um die Exponate anzusehen: den im Verhältnis zu seinem Körper winzigen Schädel des Diplodocus oder die furchterregende Andersartigkeit eines vielfach vergrößerten Raupenhüpferlings. Als Studentin an der Universität für Angewandte Kunst hätte mich vielleicht das Kunsthistorische Museum mehr interessieren müssen. Aber es war das Naturhistorische Museum, das mich inspirierte, mit seinen lärmenden Kinderscharen und dann wieder mit seiner Ruhe, die nur gelegentlich vom Knarren der alten Holzschränke durchbrochen wurde. Beides – Lärm und Stille – passte so gut zu all dem erloschenen und doch in Präparaten konservierten Leben.

Mein Studienkollege – der, den mein Onkel in ein eigenes Hotelzimmer gelegt hatte – fiel mir ein, während ich auf den vierten Gang hinunterschaltete, um den endlich rechts zufahrenden LKW zu überholen. Einmal gab er mir eine Erzählung, die er geschrieben hatte. In dieser Erzählung kommt es zu einer Begegnung zwischen einer Künstlerin und einem Studenten im *Museo Nationale Etrusco*. Sie verstecken sich, als der Museumswärter seine letzte Runde durch die Villa Giulia dreht, und lassen sich über Nacht einsperren. Neben dem *Sarcofago degli Sposi* verbringen sie eine heiße Liebesnacht. Danach sehen sie einander nie wieder. Fünfzehn Jahre später, der Student ist mittlerweile ein bekannter Moderator einer Kultursendung, entdeckt er in der Hamburger Kunsthalle ein neo-realistisches Bild. Es zeigt ihn neben dem *Sarcofago delgi Sposi*: nackt, mit entrücktem Blick und einem enormen, erigierten Penis. Das Bild heißt *le gioie della storia* – die Freuden der Geschichte.

Warum mir mein Kollege damals die Erzählung gab, war offensichtlich. Er wollte erst Lob und dann Sex, wobei ihm die umgekehrte Reihenfolge wahrscheinlich auch recht gewesen wäre. Sex gab es übrigens keinen. Dass Arthur solchen wollte, und zwar mit mir wollte, vermutete ich, nein, hoffte ich. Aber die Implikationen des Naturhistorischen Museums? Sex als Motor der Evolution? Nein, etwas anderes als sexuelle Anspielungen musste seiner Entscheidung, sich dort zu treffen, zugrundeliegen. Etwas anderes war es, das er mir zu verstehen geben wollte. Ich zog den Scheibenwischerhebel an und sah durch das herabrinnende Wasser und die rhythmischen Bewegungen der Scheibenwischer auf die Fahrbahn, bis die Windschutzscheibe von Wasser und Schmutz befreit war.

Und endlich, als ich den Semmering hinter mir gelassen hatte und in die Ebene südlich von Wiener Neustadt einfuhr, konnte ich Arthurs rätselhaftem Treffpunkt eine Bedeutung zuweisen. Es war offenkundig, warum er nicht das Kunsthistorische Museum ausgewählt hatte, nicht das Heeresgeschichtliche Museum und nicht das Technische Museum, sondern eben das Naturhistorische Museum. Wahrscheinlich gab es positive Neuigkeiten über *Biopop* zu berichten. Arthur waren erste Schritte gelungen, um seine Firma am Markt zu etablieren. Er hatte einen Auftrag an Land gezogen, vielleicht auch einen zweiten, und nun wollte er sein unternehmerisches Geschick inmitten all dieser Zeugen des Fressens und Gefressenwerdens zur Schau stellen. Nun wollte er seinen wirtschaftlichen Erfolg als Fortsetzung der milliardenalten Geschichte vom Überleben des Stärkeren verstanden wissen. Denn dazu konnte er sich ja nun auch zählen: zu den Stärkeren, die am Markt Bestand hatten, während andere Unternehmen wieder verschwanden, so wie unzählige Arten vor ihnen verschwunden waren, seitdem sich irgendwann im Ur-Ozean die ersten Moleküle zu Aminosäuren verbunden hatten.

Pathetisch?

Durchaus.

Aber ich hatte Arthur auch gedemütigt. Dass er mir es jetzt zeigen wollte, war da nachvollziehbar.

*

Ich parkte den Golf in der Tiefgarage in Erdberg und fuhr mit der U-Bahn zum Volkstheater. Beim Museum kam ich eine halbe Stunde zu früh an. Für einen Moment überlegte ich, ob ich vor dem Museum warten sollte. Doch Arthur hatte als Treffpunkt den Saal 12 bestimmt. Also bezahlte ich die 10 Euro Eintrittsgebühr, mietete ein Kästchen, in dem ich meinen Mantel und meinen Schal einsperrte, und ging los.

Ich fühlte mich wohl, als ich durch die vertrauten Gänge des Hochparterres ging. Wenig schien sich geändert zu haben, seitdem ich hier das letzte Mal mit einem Zeichenblock unterm Arm und mehreren, unterschiedlich harten Bleistiften in der Hand nach einem Skizzenmotiv gesucht hatte. Vor der Rekonstruktion des Säbelzahntigers blieb ich stehen. So furchterregend die riesigen und nach hinten gekrümmten Eckzähne schienen, so dysfunktional kamen sie mir jedes Mal vor – wie die enormen, durch Hormoneinnahme geformten Bizepse der gealterten Bodybuilder im *Dumbbells*. Ich hatte einmal eine Theorie gelesen, dass Säbelzahntiger Aasfresser gewesen seien; die riesigen Eckzähne also mehr Angeberei als tödliche Waffen. Diese Theorie galt mittlerweile als widerlegt. Mir aber schien sie nach wie vor einleuchtend. Mit so unpraktischen Zähnen hätten sie ihre Beute bestenfalls zu Tode erschrecken können. Kein Wunder also, dass der Prozess der natürlichen Selektion ihre Konkurrenten begünstigt hatte und nicht sie.

Ich riss mich los und ging vorbei an der Rekonstruktion eines aufrecht stehenden Höhlenbären in den Sauriersaal. Er war immer mein Lieblingssaal gewesen, in gewisser Hinsicht *war* das Naturhistorische Museum für mich der Sauriersaal. Ich war mir sicher, dass der Sauriersaal der Saal 12 war, in dem mich Arthur treffen wollte. Waren diese Monster nicht riesig, Ehrfurcht gebietend und, gemessen an der Zeit, während der sie die Erde beherrschten, unerhört erfolgreich? Schlagartig begann mein Herz zu rasen, mein Magen zog sich zusammen. Ich drehte um und ging zur Toilette. Vor dem Spiegel strich ich meine Augenbrauen glatt und ärgerte mich zum ersten Mal, dass ich sie nicht zupfte – vielleicht würde ich Arthur ja besser gefallen, wenn ich sie zupfte. Ich zog meine Lippen mit Lippenstift nach und trug ein wenig Parfum auf. Nach einer Autofahrt, selbst wenn sie relativ kurz war wie die von Graz nach Wien, fühlte ich mich immer verdrückt, verdreckt geradezu. Aber heute hatte ich dieses Gefühl nicht gehabt, es wahrscheinlich bislang ignoriert. Jetzt war diese eingebildete Klebrigkeit mit aller Intensität da. *Männchen kämpfen, Weibchen wählen* – einer der Merksätze von Mag. Niederl, Biologiekustos und Religionslehrerin in unserem Kollegium. Aber dieser Satz, verführerisch kurz und vordergründig einsichtig wie er war, traf so überhaupt nicht auf unser heutiges Leben zu. Zumindest nicht auf meines. Arthur würde wählen. Ich musste ihn überzeugen, mich zu wählen. Allerdings: Entscheidungen wurden fast immer unbewusst getroffen, Beweggründe für diese oder jene Wahl waren nichts als im Nachhinein formulierte Rechtfertigungen. Ich trug noch ein wenig mehr Parfum auf, dann zog ich mein Top gerade, zupfte Jeansjacke und Rock zurecht und fuhr mir mit einem Papierhandtuch über die Spitzen meiner Raulederstiefel. Dann die Haare gerichtet und ein Kontrollblick im Spiegel, und ich folgte dem Gang zurück in den Sauriersaal.

Dort war es laut und dunkel. In das aufgeregte Stimmengewirr einer Kindergruppe mischten sich die Samples von Dinosauriergeräuschen: eine Mischung aus dem Trompeten eines Elefanten, dem kehligen Brummen eines Bären und dem Brüllen eines Tigers, digitalisiert und verfremdet – so wie wir uns Dinosauriergebrüll seit Steven Spielbergs *Jurassic Park* eben vorstellen. Hier hatte sich etwas verändert, seitdem ich das letzte Mal da gewesen war. Das Modell eines gefiederten Deinonychus war zu sehen, eine Mischung aus Vogel Strauß und Krokodil, und die Rekonstruktion eines Carnotaurus, eines wilden Räubers, der, als wollte die Wissenschaft nachträglich den Mythos vom Höllendrachen bestätigen, zwei Hörner auf seiner Stirn trug. Auf die Kinder wirkten die Exponate nicht furchteinflößend. Durch ihr Laufen und Lachen ging ich im Saal umher. Arthur war nicht zu sehen. Es war aber auch noch nicht 15:00 Uhr. Außerdem, und diese Entdeckung traf mich völlig unerwartet: Der Sauriersaal war gar nicht der Saal 12. Er war der Saal 10.

Ich verließ den Sauriersaal und betrat Saal 11. Augenblicklich war ich in einer anderen Welt. In Schauschränken waren Zeugen menschlicher Arbeiten aus der Frühgeschichte zu sehen: Faustkeile, Muschelketten, Nadeln aus Knochen. Auf Bildschirmen wurden Abbildungen der Malereien der Höhlen von Lascaux und Chauvet gezeigt: Bison, Mammut, Pferd und – für mich zutiefst berührend – der Abdruck einer menschlichen, wahrscheinlich weiblichen Hand. In der zweiten Hälfte des Saales dann die Dokumentation des Fortschritts der Kulturtechniken. Streitäxte und Dolche aus Bronze, Helme, Fibeln, Brillenspiralen, kunstvoll verzierte Gefäße aus Keramik und unterschiedlichen Metalllegierungen. Ich ging weiter zum direkt anschließenden Saal 12: Hallstattzeit. Salzabbau. Bevor ich eintrat, hielt ich für einen Augenblick inne, sandte einen abergläubischen Wunsch ans Universum. Dann überschritt ich die imaginäre Grenze zwischen einem prähistorischen Zeitalter und dem nächsten, zwischen einem Raum ohne und einem Raum mit Arthur.

Denn da stand er auch schon und lächelte, erwartungsvoll und – typisch für ihn – ohne die Lippen zu öffnen. Ich ging auf ihn zu, unsicher, wie ich ihn begrüßen sollte. Doch Arthur nahm mir die Entscheidung ab. Er umarmte mich und küsste mich auf den Mund, strich mir mit dem Handrücken über die Wange. Dann ohne Umschweife seine Frage: „Warst du schon einmal hier?“ Ich nickte: „Schon oft. In meiner Studienzeit habe ich hier ganze Nachmittage verbracht.“

„Dann kennst du vielleicht das Schöpfgefäß aus Bronze?“

„Kann mich jetzt nicht erinnern.“

Arthur nahm mich an der Hand und führte mich zu einem Schauschrank in der Mitte des Saales. Dort war eine Bronzeschale ausgestellt: etwa dreißig Zentimeter im Durchmesser, mit einem fein ziselierten oberen Rand und der typischen Schwarz-Grün-Färbung oxidierter Bronze. Über dem Gefäß, mit den Hinterbeinen auf dem Gefäßrand und den Vorderbeinen auf einer Stütze, die im Inneren der Schale verankert war, schwebte eine große Kuh. Sie wurde seitlich am Rand der Schale von einer kleinen Kuh begleitet. Eine faszinierende Arbeit, die, wie in der Legende nachzulesen war, wahrscheinlich für kultische Handlungen verwendet wurde.

„Ich liebe diese Schale."

„Warum?"

Arthur deutete mit dem Finger auf die langen, geschwungenen Hörner der schwebenden Kuh: „Es ist diese Mischung aus Unbeholfenheit und hohem Kunstanspruch. Diese Tierfigur ist zutiefst menschlich."

Er lächelte verlegen: „Auch, wenn ich mir die Schale ansehe, kommt es mir vor, als würde mir jemand aus der Vergangenheit einen Gruß senden. Die Hand heben und mir zuwinken, wie von der gegenüberliegenden Seite eines sehr großen, sehr stark frequentierten Platzes. Ich finde das unglaublich: Irgendjemand hat in wochenlanger, vielleicht monatelanger Arbeit dieses Gefäß geschaffen, ist auf die Idee gekommen, eine große Kuh über dem Gefäß schweben zu lassen, hat sich den Trick überlegt mit einer dünnen Stütze, die genauso lange ist," – er hob die Hand und deutete mit Daumen und Zeigefinger an, wie lange – „dass, wenn man das Gefäß auf Augenhöhe hebt, sie nicht zu sehen ist. Irgendjemand hat sich hier verewigt. Und er – wahrscheinlich er – ist nicht mehr da, und wir haben keine Ahnung, wer er war. Aber er hat eine Spur hinterlassen. Und diese Spur ist nicht nur seine Spur. Dieses Gefäß zeugt von globaler Kooperation. Jemand hat Zink abgebaut, es nach Mitteleuropa verkauft, jemand hat es mit Kupfer gemischt, jemand den Blasebalg betätigt, eine Wachsform gemacht, die flüssige Bronze hineingeleert und …"

Arthur zog geräuschvoll die Luft ein und atmete ebenso geräuschvoll wieder aus. Er war noch nicht fertig.

„Es muss aber nicht unbedingt ein so kunstvoller Gegenstand sein. Diesen Kupfertopf, einen Alltagsgegenstand, finde ich genauso inspirierend. Beide Gegenstände erzählen von einem längst vergangenen Leben, das – bei allen Unterschieden zu unserem heutigen Leben – vielleicht gar nicht so anders war. Irgendwie finde ich das tröstlich."

Tröstlich? Meinte Arthur, dass die Erkenntnis, dass früher nicht alles anders gewesen war, schon gar nicht alles besser, die Gegenwart erträglich machen konnte? Das war nachvollziehbar. Warum er mir das aber gerade im Saal 12 des Naturhistorischen Museums mitteilen wollte, noch dazu während eines Rendezvous, erklärte sein Vortrag nicht. „Verstehe", sagte ich trotzdem.

„Wirklich? Du findest nicht, dass ich Blödsinn rede?"

Ich schüttelte den Kopf: „Gar nicht. Du redest nie Blödsinn." Arthur zog eine Augenbraue hoch: „Vor zwei Wochen hast du das noch anders gesehen."

„Entschuldige, bitte. Da habe ich mich unmöglich benommen."

„Habe ich schon vergessen. Außerdem habe ich damals wirklich Blödsinn geredet."

Ich lehnte meine Stirn an seine Schulter, nur für einen Augenblick, um ihn durch seinen Pullover – den schwarzen mit dem femininen Ausschnitt – hindurch zu spüren, um seinen vertrauten, schlanken Geruch aus Deodorant und körpereigenen Botenstoffen einzuatmen. Dann richtete ich mich wieder auf: „Irgendwie habe ich mir nur die ganze Zeit überlegt, warum du mich gerade hier treffen wolltest. Im Naturhistorischen Museum, im Saal 12. Gibt es da eine besondere Symbolik?"

„Naja, deswegen", Arthur wies mit dem Kinn auf die Bronzeschale. „Und auch weil ich diese Tage in Wien bin und einen Auftrag an Land gezogen habe. Und das wollte ich dir im Hallstattsaal erzählen. Das war immerhin die erste Lebensmittelindustrie auf österreichischem Boden."

„Du hast einen Auftrag? Das ist ja großartig." Ganz getäuscht hatte ich mich also doch nicht. Arthur winkte ab und drehte seinen Kopf in Richtung Bronzegeschirr. Ich wartete ein bisschen, gab mir die Zeit, ihn zu bewundern und mich über mich selbst zu wundern. Dann neigte ich mich ihm zu und kam mit meinem Mund seinem Ohr sehr nahe: „Und ich dachte schon, wir treffen uns im Naturhistorischen Museum, weil du vögeln willst.“ Nun kam Arthurs Mund meinem Ohr sehr nahe: „Kluges Mädchen.“

★

Seinen Auftrag verdanke er dem stagnierenden Biermarkt, erklärte Arthur, als wir zwei Tage später im *Manhattan* zusammensaßen. Das Produkt, das er entwickeln würde, sollte helfen, dieses Marktsegment wieder zu bedienen. Produktdiversifikation eben.

Arthur unterbrach seine Erklärung, um mit Jürgen anzustoßen, kippte einen Birnenschnaps hinunter und knallte das Glas auf den Tisch. Dann wandte er sich wieder mir zu. Während sich klassisches Bier immer schlechter verkaufen würde, hätten Biermischgetränke den Markt in den letzten Jahren so richtig angekurbelt. Bis zu dreizehn Prozent Wachstumsrate habe man in Deutschland im letzten halben Jahr verzeichnet. Seinem Auftraggeber würde ein Produkt vorschweben, das von Longdrinks und Cocktails inspiriert sei, eventuell auch auf alkoholfreier Basis. Scheißalkoholfreie Basis. Aber man wolle eben auch dem Trend in Richtung gesunder Ernährung Genüge tun. Ganz besonders sei es ihm ein Anliegen, ein Getränk zu erstellen, das auch Männer ansprechen würde. Vielleicht eines, das nach *Martini* oder *Whisky Cola* schmecken würde? Frauen tränken sowieso eher ein Biermischgetränk als ein echtes Bier. Das sagte er geradezu vorwurfsvoll, dann warf er mir seinen betrunkenen Blick zu, bei dem ich nie wusste, ob er herausfordernd oder Lob heischend gemeint war. Ich beeilte mich, interessiert zu nicken. „Ich bin mir zwar nicht sicher, ob ich so etwas trinken würde, aber darauf kommt es ja nicht an“, schloss Arthur seine Erklärung, wobei er das vorletzte Wort unsinniger Weise betonte.

„Wenn ich die Rezeptur mache, wirst du es auch trinken", mischte sich Jürgen ein.

„Klingt nach Drohung", lachte Fanny und lehnte ihren Kopf an Jürgens Oberarm. Dabei trommelte sie mit den Fingern gegen ihr Proseccoglas.

„Wer hat euch denn beauftragt?", warf ich ein.

Arthur wollte antworten, doch Jürgen hob die Hand: „Berufsgeheimnis."

„Ihr müsst uns ja nicht verraten, was ihr alles zusammenmixen werdet. Aber den Auftraggeber könnt ihr schon preisgeben. Ihr stellt irgendein Biermixgetränk her, kein Nervengift."

„Na, wer weiß? Wenn der Jürgen die Rezeptur erstellt …" Nun warf Arthur Jürgen seinen betrunkenen Blick zu, herausfordernd bzw. Lob heischend.

„Ich glaube, da wird jemand frech! Den werden wir ein bisschen zurechtstutzen müssen."

Jürgen zog die Schultern hoch und streckte seinen glattrasierten Kopf vor, sodass sich sein Nacken zu einem fleischigen Wulst zusammenschob. Dabei krempelte er sich die Ärmel seines Hemds auf und stützte sich anschließend mit dem rechten Ellbogen auf den Tisch, die Hand geöffnet, zum Armdrücken bereit. Arthur nahm die Herausforderung an. Mit viel Getue rückte er seinen Sessel zurecht, schob den Ärmel seines Kapuzenpullovers hoch und schlug dann klatschend mit Jürgen ein. Dabei zitierte er, den Akzent Arnold Schwarzeneggers imitierend: „*Dillan, you son of a bitch*!" Jürgen lachte hysterisch auf und zählte bis drei: „Und los." Augenblicklich schnellten ihre Bizepse in die Höhe, die Unterarmmuskulatur trat wie ein Drahtseilgeflecht hervor. Jürgens Arm war beeindruckender. Doch das war nicht ausschlaggebend. Obwohl er sich mit aller Macht gegen Arthurs Arm stemmte, gelang es ihm nicht, dessen Handrücken auf der Tischplatte zu fixieren. Anfänglich sah es zwar so aus, als würde er gewinnen, doch Arthur gelang es – ebenfalls unter Aufbietung aller Kräfte –, Jürgens und seinen eigenen Arm wieder in einem Neunzig-Grad-Winkel zum Tisch zu positionieren. Jürgens Gesicht färbte sich rot, Arthur traten die Schweißperlen auf die Stirn. Beide stöhnten gepresst und für vielleicht dreißig Sekunden war niemand im Vorteil. Doch dann ließ Jürgens Kraft nach. Langsam, sehr langsam, näherte sich sein Unterarm der Tischplatte, sein Handrücken war vielleicht noch dreißig, dann zwanzig Zentimeter von der Niederlage entfernt, da stieß Arthur einen gellenden Schrei aus und drückte Jürgens Hand gegen den Tisch. Mit voller Wucht. Zwei Schnapsgläser fielen auf den Boden, ohne zu splittern, ebenso mein Weinglas. Dieses brach.

„Au – bist du verrückt!"

„Gewonnen", grölte Arthur. Er war aufgesprungen und streckte beide Fäuste in die Höhe wie ein siegreicher Boxer. Jürgen war ebenfalls aufgesprungen und hielt sich den überdehnten Ellbogen. Dabei starrte er Arthur an. Der Alkohol verstärkte Scham und Zorn über die Niederlage. Er hatte den Unterkiefer vorgeschoben und sah aus, als würde er seinen Oberkörper gleich abwinkeln und wie ein Rugbyspieler lossprinten, um Arthur zu rammen. „Ich glaube, wir sollten uns wieder ein bisschen beruhigen", schlug Fanny vor. „Ich bestelle uns noch etwas", versuchte ich ihren Beruhigungsversuch zu unterstützen, „und dann stoßen wir noch einmal in Ruhe auf euren ersten Auftrag an." Mittlerweile war die Kellnerin mit Schaufel und Besen gekommen, um die Scherben aufzukehren. Als sie gegangen war, setzte sich Arthur folgsam hin. Jürgen zeigte mit dem Finger auf ihn, Augen schmal und Lippen eingesogen. Dann wurde sein bulliges Gesicht weich, formlos für einen Moment. Er klopfte Arthur auf die Schulter und setzte sich neben ihn.

„Es ist ja nicht nur eine Kraftfrage, wer gewinnt", erklärte Fanny im Versuch, weiterhin Deeskalation zu betreiben.

„Und was wollt ihr trinken?", unterbrach ich ihren Versuch. Jürgen darauf hinzuweisen, dass er infolge seiner schlechteren Hebelwirkung verloren hatte, schien mir keine kluge Strategie zu sein. Ich nahm ihre Wünsche entgegen und deutete mit dem Kopf Fanny mitzukommen: „Hilfst du mir tragen?" Wir gingen an die Bar und bestellten.

„Und bist du jetzt mit Jürgen zusammen?"

„Aber nein. Wir verbringen nur gelegentlich Zeit miteinander."

„Hätte ich mir nicht gedacht, dass du mit jemandem aus dem *Dumbbells* gerne Zeit verbringen würdest."

„Ich auch nicht. Aber man kann sich ja täuschen. Er ist ein interessanter Mensch. Einmal etwas anderes als meine testosterongesteuerten Anwaltskollegen."

„An einem Testosteronmangel scheint Jürgen aber auch nicht gerade zu leiden."

„Du weißt schon, wie ich das gemeint habe."

Der Barkeeper nahm unsere Bestellungen auf, und wir warteten, bis er unsere Getränke hergerichtet hatte. „Und mit dir und Arthur passt wieder alles."

„Ja. Gott sei Dank."

Wir nahmen die Getränke und trugen sie zum Tisch. Dort herrschte nun wieder völlige Eintracht, was vielleicht auch damit zu tun hatte, dass die Details des Auftrags, vor allem aber die Frage, wie die Ergebnisse auszusehen hätten, nicht mehr erörtert wurden. Stattdessen lobte Arthur Jürgens „Connections". Immerhin seien es diese gewesen, die ihm zur Vertragsunterzeichnung vor ein paar Tagen verholfen hätten. Jürgen nickte lächelnd, das sei die Lebenserfahrung, wofür sei man schon über fünfzig, für irgendetwas müsse das ja gut sein. Dann einigten sie sich darauf, dass sie nun noch mehr Zeit im Büro verbringen würden. Sorry, Mädels. Doch das sei jetzt leider unvermeidlich. Aber früh im Büro zu sein und dieses spät wieder zu verlassen, habe auch etwas Männliches an sich. Was ja nichts Schlechtes ist, oder? „Willst du gewinnen, musst du tun", pflichtete Fanny bei, wobei sie mit hochgezogenen Augenbrauen und gegen die Zimmerdecke gedrehten Augen ein von Pflicht und Ernst gezeichnetes Gesicht parodierte.

Als wir schließlich aufbrachen, waren wir ziemlich betrunken.

*

Wir nahmen uns ein Taxi und fuhren zu meiner Wohnung. Arthur setzte sich auf die Couch und schaltete den Fernsehapparat ein. Ich brachte ihm ein Glas Wasser und ging zu meinem Schreibtisch, wo der Buchungsbeleg des Parisurlaubs, den ich nach unserem Streit als Versöhnungsgeste gebucht hatte, lag. Ich nahm den Beleg und setzte mich neben Arthur: „Ich habe gedacht, vielleicht sollten wir uns einmal eine kurze Auszeit gönnen. Nur wir zwei?"

„Das wird jetzt schwer gehen."

„Nicht jetzt gleich. Im Sommer."

„Muss ich schauen. Anfang Sommer müssen wir das neue Produkt präsentieren."

„Ich habe schon gebucht. Ist ein Geschenk für dich. Für uns. Ist ja nur ein Wochenende."

Arthur nahm die Buchung und warf einen Blick darauf. Er pfiff durch die Zähne: „*Paris, la cité de l'amour.* Wie romantisch!" Und dann mit gespielter Skepsis in der Stimme: „Aber auch ein bisschen spießig!"

Ich boxte ihm auf den Oberarm. Arthur gähnte ungerührt: „Romantisch könnten wir auch in Graz sein."

„Spießig aber auch. An deiner Stelle würde ich es nicht herausfordern."

„Was immer wir auch sein wollen, seien wir es bitte nicht mehr heute Abend."

Er drehte sich mir zu, nun weder herausfordernd noch Lob heischend, sondern einfach müde. Ich nickte und fuhr ihm durch seine Locken am Hinterkopf: „Nein, nicht mehr heute Abend.“

Sieben

Wenn nichts passiert, zumindest nichts Nennenswertes: Wie bemerkt man, dass sich etwas verändert?

Die nächsten Monate ging es genauso weiter wie vor unserem Streit, mit dem Unterschied vielleicht, dass ich nicht mehr ganz so viel Zeit in Arthurs Wohnung verbrachte. Jürgen und Arthur machten ihre Ankündigung, nun besonders hart arbeiten zu müssen, wahr. Arthur und ich sahen uns nach wie vor regelmäßig, aber nicht mehr so oft wie in den Monaten zuvor.

Ich trainierte weniger und begann wieder zu malen. An mehreren Nachmittagen sah ich die Fotografien meiner Mexikoreise nach Motiven durch und wurde schließlich fündig: eine Nahaufnahme des ufernahen Meeres bei der Isla Mujeres. Ich war etwa dreißig oder fünfunddreißig Meter ins hüfthohe Wasser hinausgewatet und hatte dicht neben mir das Wasser fotografiert. Es gab eigentlich nicht viel zu sehen. Was das Bild interessant machte, war die Wellenstruktur, die Art, wie sich Licht und Körperschatten verteilten und so auf engem Raum eine außergewöhnliche Vielfalt von Türkistönen erzeugten. Mein Ziel war es, ein beinahe fotorealistisches Bild zu malen. Wer das Bild betrachtete, sollte nicht nur Lust bekommen, ins Meer einzutauchen. Er sollte auch den Eindruck haben, sich seinen Wunsch mit einem Sprung ins Bild erfüllen zu können.

Die Frage, wie man Wasser malt, hatte mich bereits als Kind beschäftigt. Diese Substanz, die, unabhängig von ihrer jeweiligen spezifischen Farbgebung, immer etwas Transparentes an sich hatte; immer den Blick auf einen von ihr umspülten oder auch nur berührten Gegenstand freigab und gleichzeitig verzerrte – ob es sich nun um einen Stein am Boden eines Sees oder um die Wange eines hastig trinkenden Menschen handelte: Wie schaffte man es, diese Mischung aus Transparenz und Verzerrung darzustellen?

Mein Interesse an gegenständlicher Malerei stieß in meinem Studium auf Ablehnung. Die Sehnsucht nach einer erkennbaren und zeigbaren Wirklichkeit hatte für meine Professoren etwas Altbackenes an sich. Etwas Unoriginelles. Mehr noch, sie wurde als Indiz für den infantilen – vielleicht sogar gefährlichen – Wunsch nach einer geordneten Welt gewertet. Schon möglich, dass da etwas dran war. Doch ich vermutete hinter ihrem Beharren auf Abstraktion als dem höheren Kunstprinzip auch ein gewisses elitäres Gebaren. Den Wunsch, sich durch ein besonderes ästhetisches Programm als klüger und – auf eine verdrehte Art und Weise – realistischer auszuweisen.

Ich male nicht besonders schnell und nicht immer gerne. In jedem Fall kann ich es gut, und ein fertiges Bild gibt mir Befriedigung. Und diese verspürte ich auch, als ich das Türkis des Meeres in Ölfarben übersetzt hatte und das Bild aus einigen Metern Abstand betrachtete. Besonders stolz war ich auf die Wellenbewegung, die das Bild erkennen ließ. Vielleicht konnte ich mein Talent ja kommerziell ausbeuten. Angesteckt von Arthurs Erfolg überlegte ich, eine Webseite zu erstellen, auf der ich mich als Portraitmalerin bewerben konnte. So würde ich die Zeit bis zu einem neuen Dienstvertrag überbrücken können.

Das Geschäftsprinzip wäre denkbar einfach. So wie manche Autoren sich über Wasser hielten, indem sie als Ghostwriter die Memoiren anderer Menschen verfassten, so konnte ich anderen Menschen eine Art Kamera sein und als Dienstleistung eine Art *enhanced selfie* anbieten. Der Mehrwert eines solchen Portraits war, dass es zwar auf den ersten Blick an eine vergrößerte Fotografie erinnerte, doch gleichzeitig seine wahre Produktionsweise preisgab. Und damit auch das, was die Malerei von der Fotografie unterschied: hier eine farbliche Abstimmung, dort eine Vergröberung der Form und dort wieder nur eine Andeutung. Der Betrachter würde wissen: Hier war nicht abgelichtet worden; hier war geschaffen worden. Anstelle der Teilnahmslosigkeit der Kamera würde der

Portraitierte das Zeugnis eines fremden Blicks auf ihn selbst erwerben. Das war zu allen Zeiten etwas Besonderes gewesen, etwas, das Seltenheitswert hatte. Doch im Zeitalter von digitalem Narzissmus und Selbstknipserei hatte die Idee wirklich Sex. Retro-Sex, von mir aus, aber Sex. Vorausgesetzt natürlich, sie wurde nur richtig aufgezogen: *Unique Selling Proposition.* So nannte man das, was ich brauchen würde, laut Arthurs Managementratgebern.

Diese Geschäftsidee konnte natürlich beliebig erweitert werden. Wollte man seinem Liebsten ein besonderes Geschenk machen, so musste es ja kein *Selfie* sein. Es konnte ein Bild von ihm sein, von den gemeinsamen Kindern oder ein Bild der gemeinsamen Katze oder des gemeinsamen Kanarienvogels – sollte es einmal wirklich geschmacklos werden. Ich konnte jedes Motiv, das ich als Fotografie erhielt, malen. Allerdings wollte ich die Wünsche meines möglichen Kundenstocks lenken. Nichts stellte ich mir schlimmer vor, als die Frau Amtsrätin im Stil einer barocken Hofdame zu portraitieren, oder den Chemielehrer als Gutsherrn im Lodensakko. Das sollten Maler machen, die für Geld alles malten und sich nicht entblödeten, mit solchen Portraits die skurrilen Sehnsüchte ihrer Auftraggeber offenzulegen. Nein, Anspruch hatte ich: Was ein Portrait für mich einzigartig machte, war, neben technischen Details, die Situation, in der die Portraitierte sich zeigte, der in Farben und Linien gebannte Moment. Was ich wollte, war meine Modelle in alltäglichen Situationen und unbeobachteten Augenblicken darstellen: eine Gabel aufgerollter Spaghetti zum Mund führend, mit nassen Haaren hinter dem Duschvorhang hervorlugend, mit gespitzten Lippen mit ihrer Handykamera flirtend. Auf meiner Webseite würde ich Anfragenden vorschlagen, mir mehrere Fotos von sich zu schicken. Fotos, auf denen sie sich gefielen und auf denen sie Dinge taten, die für sie charakteristisch waren. Das Foto, das mir am meisten zusagen würde, würde ich auswählen und portraitieren.

Zuvor aber musste ich ein Portfolio erstellen. Von meinen Bildern waren die besten auszuwählen und neue waren zu malen. Dann eine Webseite erstellen, die ausgewählten Bilder fotografieren und als Referenzen hochladen. Eine Marketingstrategie würde ich entwickeln müssen – Flyer, Mailingliste, Social-Media-Auftritte. Früher oder später würde ein Atelier als Arbeits- und Schau- bzw. Verkaufsraum notwendig sein. Arthur hatte für *Biopop* einen stilvollen Internetauftritt geschaffen und sicherlich konnte er mir ein paar Tipps geben. Er würde auch das Modell meines ersten Bildes sein, das ich für meinen Webauftritt malen würde. Da ich ihn mit diesem Bild überraschen und es ihm zum Geschenk machen wollte, konnte ich ihn allerdings weder um ein Foto bitten noch eine Aufnahme von ihm als Vorlage machen.

Ich musste also improvisieren. Beim Recherchieren im Internet stieß ich auf Lucian Freuds berühmtes Selbstbildnis, das den Künstler splitternackt, nur in seinen aufgeschnürten Schuhen zeigt, eine Spachtel in der einen und eine Malpalette in der anderen Hand. Das Bild ist berühmt für die Schonungslosigkeit, mit der Freud sich selbst darstellte. Dass er sich selbst immer wieder porträtierte, hatte angeblich damit zu tun, dass er – laut Eigenaussage – die Gefühlsmelange nachvollziehen wollte, der sich ein Model ansonsten aussetzte. Beim Betrachten des gealterten, doch muskulösen, leicht geneigten Körpers des 71-jährigen Malers kam mir eine Idee: Warum Arthur nicht in einer ähnlichen Pose malen? Sein sehniger Körper in Szene gesetzt, vielleicht vor dem Hintergrund einer Fitnessmaschine? In der Hand natürlich keine Spachtel, aber vielleicht eine Hantel? Wenn ich es hinbekam, konnte das Bild sogar Symbolcharakter haben. Arthur als Gestalter seines Körpers. Was so viel hieß wie: Arthur, der Gestalter seines Lebens.

Das würde ihm gefallen.

Das würde ich ihm schenken.

Ich holte meine Staffelei aus dem Keller und baute sie im Wohnzimmer vor dem Fernsehapparat auf. Dann besorgte ich mir eine Leinwand mit den Maßen 120 cm x 80 cm und zog mit Bleistift und Lineal ein genau ausgemessenes Koordinatensystem über die weiße Fläche, ein nur hingehauchtes Stützwerk, das mir später helfen sollte, die Proportionen richtig abzubilden. Zeichne nur, was du siehst. Das war der Rat aller gegenständlichen Maler. Doch ihn zu befolgen war schwierig. Das Gehirn ergänzt fehlende Informationen, und plötzlich sieht man anstelle einiger Punkte und Linien etwas Zusammenhängendes: ein Gesicht, einen Baum oder ein Haus. Wenn ich beim Malen von einer Fotografie ausging, konnte ich mit ein paar Tricks diese Eigenschaft des Gehirns ins Leere laufen lassen. Ein Trick etwa war, die Fotografie umzudrehen und verkehrt zu betrachten. Das half für gewöhnlich. Nun aber hatte ich keine Fotografie, die ich umdrehen und verkehrt betrachten konnte. Vielmehr musste ich mir die Vorlage für Arthurs Portrait aus mehreren Fotos zusammensuchen. Und das war schwierig: Welche Fotografie bildet schon den Charakter eines Menschen ab, noch dazu eines Menschen, den man gut zu kennen glaubt?

Nach einigem Suchen entdeckte ich zwei Fotos. Auf dem einen zog sich Arthur gerade sein T-Shirt aus. Sein Kopf war verdeckt, doch sein Oberkörper, leicht seitlich gedreht, und sein Geschlecht waren zu sehen. Auf dem anderen Foto war die Komposition ähnlich, nur dass Arthur T-Shirt und Boxershort noch anhatte, sein Gesicht war dafür nicht verdeckt. Ich hatte die Fotos knapp hintereinander im letzten Oktober gemacht.

Ich begann mit dem Portrait, Blatt für Blatt in meinem Skizzenblock und Strich für Strich auf der Leinwand. Und bekam es einfach nicht hin. Wochenlang bekam ich es nicht hin. Vielleicht fehlte mir die Fantasie, die beiden Fotos zu kombinieren, vielleicht wollte ich auch einfach zu viel und hemmte mich in meiner Kreativität. Wenn wir uns abends trafen, bei ihm oder im Manhattan, musste Arthur über die Farbtupfer an meinen Fingern lachen: „Was machst du eigentlich? Deine Hände sehen aus wie meine nach dem Ostereierfärben? Aber ich war damals sieben Jahre alt!" So schlimm war es nicht. Doch ich schaffte es nicht immer, meine Hände komplett von den Ölfarben zu befreien. Manchmal war mir das geduldige Einmassieren von Olivenöl einfach zu lästig. Ich erzählte Arthur von meinem Projekt, allerdings nicht von seinem Portrait, und er war begeistert. „Echt cool, dein Unternehmergeist." Er nannte mir mehrere Portale, auf denen man kostenlos eine Webseite erstellen konnte und riet mir, mich auch über Facebook zu vermarkten. Helfen könne er mir aber leider momentan nicht. Zu viel zu tun.

So ließ ich es mit der Webseite vorläufig bleiben. Und malte weiter, kratzte misslungene Passagen mit der Spachtel und wischte Farbreste mit einem in Terpentin getränkten Tuch weg. Ich übte weiterhin Details in meinem Skizzenblock und übertrug die Skizzen auf die Leinwand. Irgendwann kriegte ich das Portrait dann doch fertig. Um es zu betrachten, ging ich so weit zurück, dass ich mit dem Rücken an die gegenüberliegende Wand stieß.

Es war gar nicht schlecht. Es gab keine gruseligen Fehlproportionen und auch die Farbgebung stimmte. Aber es sah nicht wirklich nach Arthur aus. Es waren nur Kleinigkeiten. Arthurs Haaransatz war etwas zu hoch und sein Blick etwas zu entrückt geraten. Als hätte ich den Gesichtsaudruck von Sveti Nikola, der schräg über der Staffelei hing, eingearbeitet. Vielleicht alles nur Einbildung. Aber das Portrait gefiel mir nicht.

Für ein paar Tage ließ ich das Bild auf der Staffelei stehen, um zu sehen, ob sich mein Urteil ändern würde. Aber es änderte sich nicht. Es war immer der gleiche zu hohe Haaransatz und der ebenso gleiche, irritierend gütige, fast schon dusslige Blick. Also hob ich das Bild von der Staffelei, lehnte es in eine Ecke und bespannte einen neuen Keilrahmen mit einer

Leinwand. Dieselben Maße wie zuvor. Und dann, als ich bereits wieder dabei war, mir Arthurs Bild zusammenzusetzen und die Leinwand in ein Koordinatensystem einzuteilen, überkam es mich wie der Blitz. Warum aus zwei Fotos ein Bild kombinieren? Ich wollte doch ungewöhnliche Motive, solche, die Bilder von Menschen aus dem Dunst des Pathetischen lösen würden. Warum nicht einfach jenes Foto zeichnerisch interpretieren, auf dem Arthur sich gerade sein T-Shirt über den Kopf zog? Kopf und Arme im Stoff verborgen, doch der Rest unverkennbar er. So man den Rest kannte.

Die Idee beflügelte mich. Ich trug die Staffelei ins Schlafzimmer und baute sie vor dem französischen Fenster auf. Ein ungewöhnlicher Einfall erforderte eine ungewöhnliche Umgebung. Normalerweise, wenn ich ein Foto als Vorlage für ein Bild nehme, vermeide ich es, mich durch zusätzliche Reize ablenken zu lassen. Nun aber schien mir der Blick auf den Innenhof, auch wenn er asphaltiert war und nichts Idyllisches hatte, passend. Die Wurzeln des Kastanienbaums, der in der Mitte stand, hatten dort und da den Asphalt angehoben, ja stellenweise sogar gesprengt, und das freute mich – auf eine richtig kindische Art und Weise: der bucklige, da und dort gesprengte Asphaltboden als Symbol für etwas Positives. Etwa für die unaufhaltbare Energie des Lebens, der Liebe, der Kreativität. So irgendetwas.

Dieser Hof, mit diesem Baum, wurde schließlich auch der Hintergrund, vor dem sich Arthur das T-Shirt über den Kopf zog. Ich malte ihn, als ob er sich vor dem französischen Fenster ausgezogen hätte und nicht vor meinem Einbauschrank. Und es fiel mir leicht, obwohl ich mit der Perspektive ein bisschen schummeln musste, ansonsten hätte ich im Hintergrund den Stamm und den aufgesprengten Asphalt nicht auf die Leinwand gebracht. Als ich fertig war und mir Arthur ansah – nackt, mit seinem unaufdringlich ausgeprägten Sixpack und Kopf und Arme im T-Shirt verfangen, als würde er etwas darin suchen –, war ich zufrieden. Nein, glücklich. Das war Arthur. Mein Arthur, und ich hatte ihn gemalt. Ich stellte das Bild wieder im Wohnzimmer auf und betrachtete es aus ein paar Metern Entfernung. Und wie ich es betrachtete, kam mir plötzlich ein seltsamer Gedanke. Und ich dachte, dass, wenn es Gott gäbe und ich Gott einmal begegnen würde, ich mir von ihm nichts anderes erbitten würde, als dass er mich ansähe.

⋆

Knapp zwei Wochen vor unserem Parisaufenthalt war Arthurs zweiunddreißigster Geburtstag. Es waren nur mehr wenige Tage bis Notenschluss und das ganze Schulgebäude summte vor Vorfreude auf die Sommerferien. Nach Unterrichtsende ging ich für Arthurs Leibspeise einkaufen. Mir wären *Penne al forno* zu deftig gewesen, draußen hatte es immerhin 28 Grad Celsius, aber es war sein Geburtstag. *Penne al forno* würde es also geben. Ich kaufte Faschiertes, Suppengemüse, Mozzarella, Rotwein und geschälte Tomaten ein, sowie Erdbeeren, Mascarpone und Biskotten für ein Erdbeertiramisu. Zuhause legte ich die Zutaten auf die Arbeitsfläche in der Küche und ging ins Schlafzimmer, um mich umzuziehen. An den Einbauschrank gelehnt, stand Arthurs Portrait. Ich hatte es bereits am Vortag in Geschenkpapier gepackt. Eigentlich hatte ich erwartet, dass wir in seinen Geburtstag hineinfeiern würden, doch das hatte Arthur nicht gewollt. Meinen Vorschlag abzulehnen, war ihm unangenehm gewesen: „Wir müssen die Präsentation fertigkriegen.“ Von der Produktpräsentation würde *alles*, wie sich Arthur ausdrückte, abhängen. Sein Leben sei *abhängig* von der gelungenen Vermarktung einiger Biermixrezepturen. Es dauerte noch ein wenig bis zu dem *business meeting*, bei dem die Rezepturen präsentiert werden würden. Trotzdem hatte ich Arthur seit zehn Tagen nicht mehr gesehen. Unsere Telefonate waren knapp gewesen.

Reden koste Energie und die habe er im Moment nicht. „Dann komm doch zumindest an diesem Abend zu mir", hatte ich geantwortet.

Ich zog mir meine Trainingshose an und ging in die Küche. Ich hackte Zwiebeln und Knoblauch, ließ beides in der Pfanne ein wenig dunkel werden, briet das Faschierte an, mengte Tomatenmark bei und goss alles mit Suppe und geschälten Tomaten auf. Während der Sugo köchelte, mixte ich Erdbeeren, Vanillezucker und Mascarpone zu einer rosa Masse, die ich dann auf die mit Orangensaft beträufelten Biskotten häufte. Nachdem ich das Tiramisu mit Schokoladeflocken bestreut hatte, stellte ich es kalt. Dann reduzierte ich die Hitze der Herdplatte, auf der der Sugo köchelte, und setzte mich auf die Couch vis-à-vis von der Staffelei und der darüber hängenden Ikone des Sveti Nikola. Auf der Staffelei stand ein Selbstportrait, das ich vor zwei Tagen begonnen hatte. Das Portrait zeigte eine Detailansicht meines Gesichts, von der Mitte der Stirn abwärts bis zum Kehlkopf. Ich hatte die ganze Leinwand mit derselben Farbe, einem sehr matten Rosa, eingefärbt, und dann die Umrisse und Linien von Hals und Gesicht mit zarten Strichen angedeutet. Die Augen waren voll ausgeführt und farblich gestaltet, ebenso der Mund. Die rechte Kante meines Gesichts hatte ich nicht eingezeichnet, und so öffnete sich das Gesicht in Richtung Hintergrund, Portrait und Farbe wurden eins. Das gab dem Bild etwas Unvollendetes, etwas Filigranes. Während ich es ansah, fiel mir mein letztes Telefonat mit Arthur ein. Ich war schlecht gelaunt gewesen und hatte ihn beschuldigt, keine Zeit oder kein Interesse mehr an unserer Beziehung zu haben. Arthur hatte versucht, mich mit einer Metapher zu beruhigen. Es gäbe *Zeitfenster*, die sich für kurze Zeit öffnen würden. Während eines solchen Zeitfensters sei etwas möglich. Hatte sich ein solches Zeitfenster einmal geschlossen, war die Möglichkeit für immer verloren. Bei dieser Erklärung war seine in letzter Zeit häufig so spröde Stimme weich geworden. Ist ja nicht für immer so.

⋆

Arthur kam eine Stunde später als ausgemacht. „Entschuldige", mehr Erklärung gab es nicht. Da ich nicht streiten wollte, fragte ich auch nicht nach. Arthur setzte sich an den Wohnzimmertisch, war aber unruhig, rückte mit dem Stuhl und wippte mit seinem rechten Knie. Fluchtbewegungen. So zumindest entlarvte einer von Arthurs Managementratgebern nervöses Zucken. Ich ging in die Küche, um eine Flasche Sherry und eine Flasche Prosecco zu holen. Als ich ins Wohnzimmer kam, hatte Arthur sein Smartphone hervorgeholt und strich mit dem Finger über das Display. Bei meinem Eintreten sah er auf. Dabei fiel sein Blick auf das Selbstportrait auf der Staffelei. Ich hatte das weiße Leintuch, das ich immer unter die Staffelei legte, um den Boden vor Farbflecken zu schützen, weggeräumt und die Staffelei in die Ecke gestellt, damit im Zimmer mehr Platz war. Er stand auf und rückte die Staffelei so zurecht, dass er das Bild besser ansehen konnte. Für mehrere Sekunden betrachtete er das Bild, nun ruhiger, ohne von einem Fuß auf den anderen zu steigen. Dann pfiff er durch die Zähne. „Wow. Großartig. Du bist eine echte Künstlerin." Verlegen schenkte ich ihm ein Glas Sherry ein und mir ein Glas Prosecco. Ich brachte ihm sein Glas und hob dabei meines: „Happy Birthday!" Wir stießen an und tranken. Arthur, mit seinem Blick noch immer mein Selbstportrait umfassend, berührte mit seinem Handrücken meinen, eine beiläufige Geste der Zusammengehörigkeit: „Einmal musst du mich auch malen. Das würde mich freuen."

Vorfreude packte mich. Ich ergriff seine Hand und führte ihn zurück zum Tisch: „Magst du erst essen, oder erst das Geschenk?"

„Geschenk zuerst!"

Ich ging ins Schlafzimmer und holte das Portrait. Arthur sah mich mit ungläubigem Staunen an: „Du hast mich bereits gemalt? Du hast gewusst, dass ich mir so etwas wünschen würde? Du bist ja der Hammer!" Er nahm mir das Portrait aus der Hand und riss das Geschenkpapier auf. Geschenkpapier vorsichtig aufzumachen, womöglich, damit man es wiederverwenden könne, habe etwas Spießiges an sich, erklärte er dabei: Verschwendung! Ohne Verschwendung sei ein Geschenk nicht möglich. Ein nützliches Geschenk sei immer ein wenig *abtörnend.* Ein Geschenk müsse einen hinauswerfen aus dem Alltag. Schönheit sei Funktionslosigkeit. Er sah mich an und lächelte, herausfordernd bzw. Lob heischend. Dann wandte er sich dem Portrait zu, das er schräg vor sich auf den Boden gestellt hatte und um das Geschenkpapierfetzen lagen. Sein Lächeln gefror. Er hob das Portrait auf, stellte es auf die Wohnzimmercouch und ging ein paar Schritte zurück. Dann betrachtete er es, ohne etwas zu sagen, Lippen noch immer hochgezogen, Gesicht wie eine Maske.

„Und?"

Arthur schwieg. Dann: „Du kannst echt malen! Wahnsinn!"

Er drehte sich wieder zu mir, die Mundwinkel anerkennend hinuntergezogen.

„Dir gefällt es nicht, oder?"

„Doch. Es ist wirklich etwas Besonderes."

Mit vor Konzentration verengten Augen betrachtete er sein Portrait noch für ein paar Sekunden, dann ging er zu mir und küsste mich mit einem theatralischen Schmatzen auf die Schulter: „Danke. Und jetzt essen."

Er setzte sich zu Tisch und ich ging in die Küche. „Kann ich dir etwas helfen?", rief er mir nach, doch ich verneinte: „Den Wein kannst du schon einmal einschenken, wenn du willst." Ich nahm zwei Topflappen und hob die Kasserolle mit den überbackenen Penne aus dem Ofen. Dann trug ich sie ins Wohnzimmer. Ich stellte sie auf den Untersatz, gab

Arthur eine Portion und nahm mir selbst. Wir stießen mit dem Rotwein an und aßen. „Köstlich", murmelte Arthur. Ansonsten sagten wir für einige Minuten nichts. Schließlich legte ich mein Besteck hin: „Du freust dich nicht über das Portrait. Jetzt sag schon."

Arthur schüttelte den Kopf: „Doch, doch."

„Nein, das spüre ich."

„Blödsinn."

„Arthur, was ist los?"

Da wurde er heftig: „Ich habe keinen Kopf!"

„Aber das ist doch das Besondere! Da gibt es ja dieses Gedicht: *Wir kannten nicht sein unerhörtes Haupt, in dem die Augenäpfel reiften.* Usw."

Arthur sah mich irritiert an: „Kenne ich nicht …"

Er stocherte in seinem Essen herum, spießte eine Nudel auf, trennte mit dem Finger einen besonders zähen Käsefaden und führte die Gabel zum Mund. Nachdem er ausgiebig und geräuschvoll gekaut hatte, schüttelte er den Kopf: „Ich möchte nicht undankbar sein … Ich weiß, wieviel Arbeit du dir gemacht hast. Ich dachte mir nur, bei einem Portrait wäre das Wichtigste der Kopf! Das Gesicht, eben. So wie bei deinem Selbstportrait." Er deutete mit der Gabel auf die Staffelei, griff dann nach seinem Rotweinglas, senkte die Hand jedoch wieder: „Ich weiß, es ist kindisch, aber ich komme mir …" Er schüttelte mit gesenktem Blick den Kopf: „Ich komme mir nicht ernstgenommen vor. Statt meinem Kopf sieht man meinen Schwanz."

Fassungslos sah ich Arthur an. Er erwiderte meinen Blick. Verletzt sah er aus, *verkannt* vielleicht sogar. Ich griff nach dem Weinglas, wie um mich festzuhalten. Plötzlich musste ich auflachen. Arthurs Undankbarkeit, mehr noch sein kindischer Egoismus machten mich sprachlos. Trotzdem konnte ich nicht anders als die Absurdität der Szene zu bemerken: „Du bist gekränkt, weil du keinen Kopf hast?"

Anstatt zu antworten, führte Arthur seine Gabel an den Mund und kaute.

„Jetzt pass einmal auf: Ich habe ein Bild für dich gemalt. Genau genommen zwei. Das hat viel Zeit und Überlegung in Anspruch genommen. Und jetzt regst du dich auf, weil dir das Portrait zu unkonventionell ist?“

Arthur warf die Gabel hin: „Es geht nicht um das Scheißportrait. Das ist nur das Tüpfelchen auf dem *i*! Du nimmst mich nicht ernst. Du nimmst meine Arbeit nicht ernst. Du nimmst den Stress, den ich habe, nicht ernst. Du machst mir andauernd Druck. Obwohl ich doch ohnehin so viel tue!“

„Sag einmal spinnst du jetzt? Ich verzichte die ganze Zeit auf irgendetwas deinetwegen.“

„Natürlich, ich muss dir ewig dankbar sein.“

Arthur starrte mich an, als sei ich binnen der letzten fünf Minuten seine Todfeindin geworden. Ich spürte eine Last gegen meine Brust drücken, irgendjemand schob ein großes Gewicht gegen mich, eine Schiene, vielleicht, oder eine mit fünfzig Kilogramm beschwerte Hantelstange. Jemand schob mich weg damit, weg von Arthur. Ich wusste nichts zu sagen und so schwiegen wir, jeder im schalldichten Raum seiner Kränkung. „Ach, vergiss es“, sagte Arthur schließlich und stand auf. Ohne sich noch einmal umzudrehen, ging er aus dem Zimmer. Ich hörte, wie er sich die Schuhe anzog, und als ob mich dieser jemand, der mich vorher weggeschoben hatte, nun mit allem Gewicht niederdrücken würde, konnte ich nicht aufstehen. Wie festgeklebt blieb ich sitzen und hörte, wie sich die Tür hinter Arthur schloss.

⋆

Ich flog alleine nach Paris. Ein paar Tage vor dem Abflug trafen wir uns, um uns auszusöhnen. Allerdings gerieten wir wieder in Streit, wegen Arthurs Entscheidung, nicht mitzufliegen. Und obwohl er sich mehrfach entschuldigte, das Portrait umständlich lobte und seine Scheißlaune und *die existenzielle Situation*, in der er sich befand, für sein unmögliches Verhalten verantwortlich machte, war ich es schließlich, die vom Tisch aufstand und ging. Nicht ganz so theatralisch wie er gegangen war und wahrscheinlich aus einem nicht ganz so aberwitzigen Grund. Aber es war ein Abgang. Auf seinen vollmundigen Vorschlag, die Kosten für den Parisaufenthalt zu übernehmen, ging ich gar nicht ein.

In meine emotionale Aufgewühltheit, in die Wut auf Arthur und die Angst, ihn zu verlieren, mischte sich nun etwas anderes: nämlich das, was Arthur als *existenzielle Situation* bezeichnet hatte. Sollte es mit Arthur und mir nicht funktionieren, war das eine Sache. Aber wenn er seinen Kredit nicht mehr zurückzahlen konnte, würde mich das massiv treffen. Und zwar massiver als jede Orientierungslosigkeit oder jede Depression, die ich als Nachwehen einer Trennung würde ertragen müssen.

Ich rief Fanny an. Ob es rechtliche Möglichkeiten gäbe, aus der Bürgschaft auszusteigen. Was denn los sei und um Gottes Willen. So Fannys Reaktion. Aus dem Ärmel könne sie da gar keine Antwort schütteln. Das müsse man juristisch prüfen, und zwar genau prüfen. Aber jetzt möge ich mich doch erst einmal beruhigen. Es sei doch normal und verständlich, dass es in der jetzigen Phase Probleme gäbe. Arthur und Jürgen hätten viel um die Ohren. Das wird schon wieder, Kopf hoch. Und dann ein Wechsel in der Stimmlage und ihre Frage, die ihr wahrscheinlich schon seit Jänner auf der Zunge gelegen hatte: „Warum hast du überhaupt für Arthur gebürgt?"

Diese Frage machte mich sprachlos. Hatte sie nicht selbst gesagt, dass sie Arthur unterstützen würde, wenn sie an meiner Stelle wäre? Danke, Fanny. Ehrlich. Vielen herzlichen Dank. Ich legte auf und packte meinen Trolley. Dabei hatte ich für einen Moment ernsthaft überlegt, Fanny einzuladen, mit mir nach Paris zu fliegen.

In Paris hatte ich keine Lust auf touristische Vergnügungen. Ich wollte nicht shoppen gehen und tat es auch nicht. Ich wollte nicht flirten und kam gar nicht in die Verlegenheit. Allerdings zwang ich mich zumindest, ein paar Sehenswürdigkeiten anzusehen. La Musée d'Orsay, La Madeleine, L'Arche. Die meiste Zeit aber verbrachte ich in Cafés und am Tour Montparnasse. Die Aussicht von seinem Dach war überwältigend: dort der Eiffelturm und dort der Arc de Triomphe! Doch am meisten faszinierte mich der Blick auf die Stadt, die sich überall hin ausdehnte und zwar endlos ausdehnte. Manchmal geordnet, gemäß der am Reißbrett geplanten Ausfalllinien, manchmal ungeordnet wie verschüttete Milch. Diese Stadt, die Lebensraum war für weiß-Gott-wie-viele Millionen Menschen, weiß-ich-wie-viele Schicksale. Die Fensterreihen der tief unter mir liegenden Häuser inspirierten mich zu Tagträumereien. Jedes Fenster ein Guckloch in ein privates Universum. Jede Hausfassade ein Buffet an Möglichkeiten. Wer hier wohl lebte? Und was ihn freute? Oder was sie quälte? Ob dort hinten, hinter diesem Fenster, diesem winzigen, blinden Fleck unter unzähligen winzigen blinden Flecken vielleicht jemand lebte, der besser zu mir passen würde? Besser als Arthur, für den ich gebürgt hatte. Vielleicht gerade weil ich mir diese Frage nie stellen wollte, dieses „Ist Arthur denn wirklich der Richtige?" Die Bürgschaft als Verpflichtung – für mich eine finanzielle, für ihn eine emotionale – und als Versicherung. Ich hatte nicht austauschbar sein wollen.

Was war ich doch für ein Idiot gewesen.

In meiner Wut auf mich fiel mir meine Mutter ein. Wie oft ich auf sie wütend gewesen war. Auf ihre stille Traurigkeit, die an ihr haftete wie der Geruch von ungelüfteten Wintermänteln. Auf ihre Entscheidung, Onkel Alfred, der mit mir Buchstaben in ein kariertes Heft eintrug und ihr immer Blumen brachte, abzuweisen. Wie sie stattdessen immer wieder erzählt hatte, dass genau in der Sekunde, in der mein Vater verunglückt war, gerade als sie Zucker in ihren Löskaffee rühren wollte, sie seine Hand auf ihrem Oberarm gespürt hatte. So wie sie unzählige Male davor seine Hand, oft an einem Tag, gespürt hatte, wenn mein Vater an ihr vorbeigegangen oder neben ihr stehen geblieben war, und sie mit der selbstverständlichen Zärtlichkeit eines jungen Eheglücks liebkost hatte. Dabei war sie doch alleine in der Wohnung gewesen und hatte auf ihn gewartet. Das heißt, alleine war sie nicht gewesen: Als mein Vater verunglückte, hatte ich nebenan, im kleinen Zimmer neben der Küche, im Gitterbett geschlafen. Wenn ich die Glasfront durchbrechen oder über die Absperrungen springen könnte, dachte ich, hier am Tour Montparnasse, um auf die endlose, wie verschüttete Milch zerrinnende Stadt zuzustürzen, vorbei an all den Möglichkeiten und Schicksalen: Wer würde dann meine Hand auf seinem Oberarm spüren?

Acht

Mein Vater. Das ist ein Hologramm, eine Hochrechnung, basierend auf spärlichen Daten: Hochzeits- und Bundesheerfoto, eine kaum getragene Lederjacke mit breitem Revers, die nie weggeben wurde und die immer ein wenig knirschte, wenn sie aus dem Vorzimmerkasten geholt wurde und dabei an anderen Kleidungsstücken streifte. Da waren die Erwähnungen meiner Mutter und die Bemerkungen meines jähzornigen Onkels. Da war meine Fantasie. „Ein neunundzwanzigjähriger Motorradfahrer ist heute Nachmittag nördlich von Spielfeld tödlich verunglückt." So stellte ich mir den eröffnenden Satz der Meldung in den Lokalnachrichten vor. Denn das war passiert: Klaus Bange hatte die Kontrolle über seine erst vor wenigen Wochen zugelassene Puch verloren, war auf den gegenüberliegenden Fahrstreifen gelangt und dort von einem VW-Bus erfasst worden. Einen Helm hatte er nicht auf trotz der zwei Jahre zuvor eingeführten Helmpflicht. Getrunken hatte er, aber das hatte an einem Samstagnachmittag in der Südsteiermark so ziemlich jeder. So auch am 9. Mai 1981, an dem sich der Frühling von seiner schönsten Seite zeigte: Als mein Vater starb, war es – meinen Recherchen zufolge – frühsommerlich warm gewesen.

Klaus Bange war nie unser Säulenheiliger. Zumindest nicht in dem Sinne, dass meine Mutter bei jeder Gelegenheit auf ihn verwiesen oder seinen Tod als Mahnung beschworen hätte. Als ich kurz nach meinem fünfzehnten Geburtstag im Religionsunterricht vom Stuhl fiel, weil Fanny und ich Wein in zwei Mineralwasserflaschen in die Schule mitgenommen hatten, den wir während der ersten Unterrichtsstunde austranken, war sie wütend gewesen und hatte mich getadelt, gründlich und nicht ohne Temperament. Jugo eben, um Mag. Schlegel zu zitieren. Dass sie aber bei dieser oder bei irgendeiner anderen Gelegenheit jemals so etwas wie „Wenn das dein Vater wüsste" oder gar „Du machst seinem Andenken Schande" gesagt hätte, daran kann ich mich nicht erinnern.

Und trotzdem empfand ich seinen Tod immer als Vorwurf. Mein Vater blieb in seiner Abwesenheit präsent, nahm in der Ablehnung der Werber – allen voran meines geliebten Onkel Alfreds – und der stillen Traurigkeit meiner Mutter Gestalt an. Und nun, einunddreißig Jahre nach seinem Tod, hatte ich offenbar probiert, ihn aus dieser Stille und aus dieser Traurigkeit zurück in mein Leben zu führen. An einem Ort, an dem das Leben ganz ohne Metaphysik zelebriert werden konnte, an dem es auf Muskeln und Sehnen reduziert und mit Metallgewichten formbar schien, hatte ich versucht, seine diffuse – an den Geruch von ungelüfteten Wintermänteln erinnernde – Präsenz zu gestalten. Ich hatte versucht, der Präsenz meines Vaters die Züge Arthurs zu verleihen.

Das war zumindest die Erklärung, die ich mir für das irrationale Fiasko des letzten Jahres gab, wenn ich im *Dumbbells* trainierte. Was auch alles passiert war, seitdem ich mich verletzbar gemacht hatte! Unfall, Bürgschaft, Streit, dazwischen immer wieder Geborgenheit, Freude. Sehr gelegentlich. Meine von der Alltagspsychologie geschriebene Geschichte reichte aus, um mich die nächsten zwei Wochen nach meiner Rückkehr aus Paris funktionieren zu lassen. Wirklich funktionieren musste ich ohnehin nicht. Das Schuljahr war vorbei, doch um an meinen Portraits oder an meinem Internetauftritt zu arbeiten, fehlte mir der Antrieb. Also ging ich beinahe täglich ins Fitnessstudio, meistens am späten Vormittag oder am frühen Nachmittag, wenn ich annehmen konnte, weder die Kickboxerinnen noch Jürgen, noch sonst jemanden Bekannten oder auch nur Gesprächswilligen zu treffen. Und wie schon im Februar, in den Wochen bevor ich Arthur im Naturhistorischen Museum getroffen hatte, hellten Anstrengung und Bewegung meine Stimmung auf, machten mich nicht glücklich und nicht zufrieden, aber immerhin ruhiger. „Jetzt geht es aufwärts", dachte ich mir, wenn ich auf dem Laufband schwitzte und mich bei neun Stundenkilometern und vier Prozent Steigung eine Stunde lang schund. Wenn ich schließlich vom Laufband stieg, mit schweißnassen Haaren und zittrigen Knien, und ein Papierhandtuch holte, um Display und Seitenstangen zu reinigen, fühlte ich mich euphorisch. Unangreifbar, in guten Momenten.

Mitten in so einen Moment der Unangreifbarkeit platzte Arthurs Anruf. Ich hatte soeben mein Cardiotraining beendet, da wurde Peter Gabriel, der mich die letzten Minuten motiviert hatte, vom Klingelton meines Smartphones unterbrochen. Es war Arthur, und meine erste Reaktion war, seinen Anruf abzuweisen. Allerdings rutschte ich ab. Und plötzlich wimmerte seine Stimme in meinen Kopfhörern: „Vanja?“

„Ja.“

„Kannst du kommen. Bitte?“

„Jetzt sofort?“

„Ja.“ Arthurs Stimme war brüchig, er schien geweint zu haben.

Ich packte meine Sachen und fuhr, ohne geduscht zu haben, zu seiner Wohnung.

*

In Arthurs Wohnung war es warm und dunkel. Die heruntergelassenen Jalousien hatten die Wohnung in dämmrige Geiselhaft genommen. Ich schloss die Wohnungstür und zog meine Schuhe aus: „Hallo! Arthur! Alles ok?“ Keine Antwort. Ich ging durch das Wohnzimmer, vorbei an seinem Regalstuhl mit den Managementratgebern und betrat das Schlafzimmer. Dort lag Arthur in Embrionalhaltung, den gekrümmten Rücken mir zugewandt. Ich setzte mich neben ihn, doch nicht zu dicht an ihn, aufs Bett: „Was ist denn los?“

Keine Antwort.

Ich wiederholte meine Frage und streckte die Hand nach ihm aus, berührte ihn dann aber doch nicht. Verlangte Intimität dieser Art nicht zumindest ein gemurmeltes Eingestehen von

Fehlern, ein Sind-wir-wieder-gut? Mit ausgestreckter Hand verharrte ich für ein paar Sekunden, als sei Arthur eine Statue und ich ein Reiseführer, der auf sie hinwies. Doch dann konnte ich nicht anders, und ich streichelte ihm über den Rücken, Beruhigendes murmelnd. Schließlich beugte ich mich über ihn, um sein Gesicht sehen zu können. Die Ausdruckslosigkeit darin erschreckte mich. Er hatte die Augen geöffnet und starrte regungslos gegen die Wand. Ich fuhr ihm mit dem Handrücken über die Wange, fuhr ihm über den sich lichtenden Haarwirbel an seinem Hinterkopf. Keine Reaktion. Nicht einmal ein Blinzeln, als hätte sich nun sein Körper trotz Puls und Atem zu jener Statue verfestigt, auf die ich als Reiseführer gewiesen hätte. Ich rüttelte ihn an der Schulter, stand endlich auf und ließ die Jalousien hoch. „Es ist ein traumhaft schöner Tag. Du musst aufstehen. Komm, ich mache dir einen Kaffee."

Auch in der Küche ließ ich die Jalousien hoch und öffnete das Fenster. Schlagartig wurde es in Arthurs Wohnung Nachmittag. Ich setzte die italienische Espressomaschine auf und wartete auf das Gurgeln, das das Aufsteigen des kochenden Wassers durch das Kaffeepulver begleitete. Sobald der Kaffee fertig war, goss ich ihn in eine Tasse, gab einen Löffel Zucker dazu und ein paar Tropfen Milch. So trank Arthur seinen Kaffee am liebsten: Wenn Milch und Kaffee zu einem freundlichen Mittelbraun verrannen. Ich nahm auch ein Glas, füllte es mit Mineralwasser und ging zurück ins Schlafzimmer. Arthur hatte sich auf den Rücken gedreht. Er starrte auf die Decke, sein Gesicht noch immer regungslos. Ich setzte mich neben ihn und stellte den Kaffee auf das Nachtkästchen. Dann stützte ich mit einer Hand seinen Nacken und führte mit der anderen das Wasserglas an seine Lippen. Arthur trank einen Schluck, fasste dann das Glas mit beiden Händen wie ein krankes Kind. Er trank nur wenig, gab mir bald das Glas wieder und ließ den Kopf auf die Brust sinken.

„Nimm einen Schluck Kaffee. So wie du aussiehst, ist dein Kreislauf sicher im Keller."

Arthur schüttelte den Kopf, beinahe ohne ihn zu bewegen, doch ich hielt ihm die Tasse vors Gesicht. „Riech zumindest. Das belebt." Und nun endlich ein Anflug von Mimik: Er wandte mir sein Gesicht zu, den Mund widerwillig geöffnet, einen Mundwinkel hinuntergezogen. „Siehst du?" – ich lächelte. Er nahm mir die Tasse ab, blies gegen die aufsteigenden und sich in der Zimmerluft verlierenden Dampfschwaden und trank. Dann hielt er mir die Tasse hin und ließ sich zurück aufs Bett fallen, sich die Stirn mit seinem Handrücken bedeckend.

Wir schwiegen lange. Dann meinte Arthur: „Es ist so lächerlich."

„Was ist lächerlich?"

„Alles."

Wieder Schweigen.

„Arthur, hast du Drogen genommen?"

Keine Reaktion.

„Warst du beim Arzt? Hast du eine Diagnose bekommen, die dich …" Ich wusste nicht, wie ich das formulieren sollte. Für einen Moment kam Leben in Arthurs Stimme: „Ich brauche doch keine Diagnose, um zu wissen, dass das alles lächerlich ist." Dann wurde seine Stimme wieder leise, seine Intonation wieder flach. „Was habe ich mir auch eingebildet. Und dich habe ich da mithineingezogen."

„Wovon redest du?"

Arthur machte eine wegwerfende Handbewegung und drehte sich wieder weg von mir. „Magst du etwas unternehmen. Einen Spaziergang? Sollen wir ins Büro fahren?"

Arthur zuckte mit den Achseln: „Ich weiß nicht. Ich will einfach nur Ruhe."

Diese ließ ich ihm aber nicht. „Wir drehen jetzt eine Runde. Gehen im Augarten spazieren oder setzen uns in irgendein Café." Nicht gerade behutsam packte ich ihn an Schulter und Handgelenk und versuchte ihn hochzuziehen: „Jetzt hilf mir, du bist mir sonst zu schwer." Und Arthur wehrte sich zumindest nicht. Trotzdem fühlte es sich an, als würde ich eine gallertige Masse anheben, die mir zwar nicht entglitt, aber ihr gesamtes Gewicht an jenem Ort zu sammeln schien, der am ungünstigsten zu meinem Hebelpunkt positioniert war. Ich wurde ärgerlich: „Arthur, hilf mir." Und da fühlte ich ein wenig Körperspannung, er stand auf und ließ sich ins Bad führen. Auf meine Anweisung hin wusch er sich das Gesicht, putzte sich die Zähne und gelte sich das dünne Haar. Dann verließen wir die Wohnung.

*

Spaziergang war es keiner. Arthur ging stockend, setzte misstrauisch einen Schritt vor den anderen, als ginge er nicht über einen Asphaltweg, sondern über eine baufällige Brücke. Seine Haltung, die geradezu aufdringlich gut gewesen war, als würde sein Brustkorb, wie er es einmal formuliert hatte, über ein unsichtbares Seil in den Himmel gezogen, war nun über dasselbe Seil mit jener baufälligen Brücke verknotet, die eigentlich ein Spazierweg durch den Augarten war. Es sei ein permanenter Zug nach unten, den er fühle, eine nicht nachlassende Verlockung, nach vorne zu kippen. Je länger er sich diesem Gefühl verweigere, desto enger lege sich das Seil um seine Brust und verstärke so das Verlangen, sich fallen zu lassen.

„Wie lange geht es dir schon so?"

Arthur zuckte mit den Achseln. So intensiv erst seit zwei oder drei Wochen, doch dieses Ziehen sei schon seit Monaten spürbar gewesen. Unmittelbar nachdem er den Auftrag zur Entwicklung von Biermixgetränken unterschrieben hatte, war der Zweifel an der Sinnhaftigkeit seines Unternehmens intensiv geworden. Er hatte ihn schon mehrmals bemerkt, diesen

Zweifel an der Sinnhaftigkeit seiner Unternehmungen. Nicht jetzt auf *Biopop* bezogen, sondern ganz generell. Immer wieder habe sich Zweifel in Glücksmomente gemischt, und zwar nicht als intensive, aber vergängliche Begleiterscheinung von Erfolg, wie die meisten Menschen Selbstzweifel kennen würden, sondern als grundlegender Erfahrungswert, an dem alles gemessen wurde. Dieser Zweifel sei wie Salz in einem Essen, wie eine gedrosselt tropfende Infusion: Selbst die kleinste Menge blieb nicht ohne Wirkung, und der Zweifel fülle ihn an, verstärke dieses Bedürfnis, zu fallen.

Allerdings habe dieser *Zug nach unten* nicht immer dominiert. Eine Zeitlang habe ihn ein anderes Gefühl gequält. Er habe ein inneres, schwer lokalisierbares Brennen gespürt, das durch seine Eingeweide gewandert sei, um schließlich irgendwo im Magen Halt zu machen und still zu glosen. Denn es sei kein loderndes Feuer gewesen, kein sehnsuchtsvolles Sich-Verzehren, wie man es als romantische Metapher kennen würde. Es sei ein Ausbrennen gewesen, das Dumpfheit zurückließ: das Bild eines verkohlten, nicht mehr funktionstauglichen Industrieofens.

Und nun dieses Ausgebranntsein, diese Kraftlosigkeit. Der kleinste Versuch, an der Präsentation zu arbeiten, auch nur die banalste Vertriebsmöglichkeit aufzuzeichnen, strenge ihn an, als müsse er ein komplexes Integral berechnen. Jürgen läge ihm in den Ohren. Reiß dich zusammen! Du darfst jetzt nicht alles hinwerfen! Welche Wut ihn bei diesen Ratschlägen überkommen würde. Wie gerne würde er Jürgen auf seinen massigen Schädel schlagen, ihm seine selbstgerechten Ermunterungen in die Kehle zurückstoßen. „Doch“, stockte Arthur: „Meine Wut ist so erbärmlich. So zukunftsvoll wie die Zeugungsfantasien eines Kastraten.“ Er verzog sein Gesicht zu einem gequälten Lächeln. Dann, wir waren wieder bei seiner Wohnung angekommen, griff er nach meiner Hand: „Bleibst du heute Nacht bei mir?“

Die Nacht war furchtbar. Ich öffnete die Fenster und zog die Jalousien hoch, sodass mit dem Licht der Straßenlampen oder dem Hallen schneller Schritte Leben in Arthurs Wohnung gelangen konnte, wie auch immer gedimmt und gefiltert. Aber es schien nichts zu helfen. Arthur selbst lag als Zentrum seiner Nacht im Bett. Ich hinter ihm, ihn haltend. Reduziert nur auf sein unmittelbares Empfinden lag er vor mir und löschte jede Zeitfolge, jeden Zusammenhang, jeden sinnstiftenden Hinweis, sodass nichts übrigblieb als die Absolutheit seiner Verzweiflung. Und es war ihm eine Notwendigkeit, jedes gute Wort als Pose zu entlarven und jeden Trost als Häme zu brandmarken. Mit der Präzision seiner Selbstbezichtigung erinnerte er an Wissenschaftler, die sich die Bedeutungslosigkeit ihrer Existenz beweisen, indem sie die Weite und Leere des Alls dokumentieren; nur um triumphalistisch darauf zu beharren, dass immerhin sie jene Teleskope und Raumsonden gebaut hätten, mit denen sie sich ihre Nichtigkeit beweisen. Nach Mitternacht kochte in mir Wut hoch. Ich begann ihn zu hassen, vermutete ein hinterhältiges Spiel. Ich hätte ihm mit der Faust gegen sein Ohr schlagen können, ihm seinen Egoismus herausprügeln wollen. Denn nichts anderes schien dieser winselnde Klumpen Mensch zu sein: eine pervertierte Selbsterhöhung, ein vielleicht zitternder, aber deswegen nichtsdestoweniger maßloser Narzisst. Die Selbstverständlichkeit, mit der sich Arthur die Welt zu einer bequemen Banalität verkürzte: Alles existierte nur für ihn, und alles nur, damit es sich ihm verweigern konnte. Was für ein Luxus! Ich schob den Unterkiefer vor und knirschte mit den Zähnen. Dabei wurzelte sein Eindruck in keinerlei überprüfbaren Umständen. Es war ja offenbar nichts passiert, der Auftrag war nach wie vor offen und konnte mit etwas Glück zu einem positiven Abschluss gebracht werden. Und dann würde es weitergehen. Also, Kopf hoch, *break a leg,* oder, um es mit Jürgen zu sagen: Reiß dich zusammen. Aber ich brachte es nicht über mich, ihm mit dieser Härte zu begegnen. Trotz

Zorn und Widerwillen und meiner geballten Faust. Denn regelmäßig, dem gesprungenen Plattenlauf seiner Verzweiflung folgend, unterbrach er sein Winseln oder seine in kunstvollen Variationen vorgebrachte Anschuldigung, dass ich leicht reden hätte, und sagte tonlos: „Sag, dass das vorbeigeht. Bitte. Sag, dass das vorbeigeht."

Und ich sagte, dass das vorbeigeht.

Heißt aber nicht, dass es sich deswegen so anfühlte.

*

Woher er die Kraft nahm, alleine mit dem Arzt sprechen zu wollen, nachdem er mich den ganzen letzten Tag hatte spüren müssen wie ein neugeborener Zwilling den anderen, wusste ich nicht. Aber Arthur schüttelte den Kopf, als ich mit ihm aufstand, drückte mir die Hand auf die Schulter, als ich sein Kopfschütteln ignorierte, und schloss dann hinter sich die Tür zum Ordinationszimmer. Ich blieb alleine in dem leeren Wartezimmer zurück und starrte auf die nichtssagenden Landschaftsbilder und die Poster mit gesundheitspolitischen Mahnungen. Das Rauchen solle man aufgeben und regelmäßig zur Vorsorgeuntersuchung gehen. Brustkrebs nicht vergessen. Prostatakrebs auch nicht. Es wunderte mich, dass ein niedergelassener Psychiater seine Praxis mit denselben nichtssagenden Gesundheitsparolen anfüllte wie ein praktischer Arzt. Aber vielleicht war das ja Strategie, ein Versuch der Deeskalierung: Beim Schädeldoktor ist es auch nicht anders als beim Hausarzt. Der eine verschreibt dir ein Antibiotikum, der andere ein Psychopharmakon und auf *Eins-Zwei-Drei* geht es dir schon wieder besser.

Arthur schien es tatsächlich besser zu gehen, als er nach beinahe einer halben Stunde Konsultation wieder ins Wartezimmer trat. Er wirkte gefasst und zeigte mir eine Überweisung auf die Psychiatrie. Wahrscheinlich sei es für alle so das Beste. Man dürfe nicht um den heißen Brei herumreden:

Wenn er sich jetzt nicht fing, würde der Fall umso tiefer und zerstörerischer werden. Und vor allem sehr, sehr lange. Also komm, gehen wir, ich muss vorher noch nachhause.

„Und was ist mit der Produktpräsentation?“, fragte ich schließlich, als ich ihm half, Socken und Unterhosen in seine Sporttasche zu packen. Die solle Jürgen erledigen. Sie hätten ein gutes Produkt, die Präsentation sei auch so weit fertig, im Grunde sei das alles schaffbar, nur eben nicht für ihn. Zumindest nicht jetzt. Jürgen solle das nur erledigen: „Das schuldet er mir.“ Jürgen habe viel gearbeitet und viel geholfen. Aber im Gegensatz zu ihm, Arthur, habe Jürgen keinerlei finanzielles Risiko gehabt: „Also der soll das jetzt machen. Und der macht das sicher gut.“ „Ich könnte die Präsentation machen“, schlug ich ihm vor. Doch Arthur schüttelte unwillig den Kopf und setzte sich aufs Bett. Dann atmete er mehrmals tief ein und aus: „Danke, du hast schon so viel gemacht. Und jetzt lass mich bitte mit dieser Scheißpräsentation in Ruhe. Ich kann und will nicht mehr.“

Was hätte es darauf zu sagen gegeben? Ich stopfte seinen Pyjama in die Tasche, ebenso seinen Lieblingskapuzenpullover, holte sein Haargel und sein Duschbad und packte ihm auch den Stoffhasen ein, den ich ihm geschenkt hatte. Dann rief ich ein Taxi. In etwa fünf Minuten würde ein Wagen vor der Haustür warten, sagte die Frau am anderen Ende der Leitung, danke für Ihren Anruf. Als ich auflegte, stand Arthur bereits an der Wohnungstür. Reisetasche in der Hand.

Neun

Ein paar Tage später verabredete ich mich mit Jürgen im *Santa Lucia*. Es war der erste wirklich heiße Sommertag. Jürgen saß im Gastgarten und schützte sich mit einem beigen Strohhut gegen die frühe Nachmittagssonne. Was mondän hätte aussehen sollen, sah aus wie die Karikatur des Mondänen. Die Hutkrempe war zu klein für Jürgens bulliges Gesicht und mit seinen Pilotenbrillen erinnerte er an eine Figur aus einem Bud-Spencer-Film. Er hatte wirklich etwas von einem Vexierbild. Mit jedem Schritt, den ich auf ihn zumachte, und mit jedem damit einhergehenden Perspektivenwechsel sprang seine Identität. Einmal zeigte sich ein arrivierter, wenn auch exzentrischer Herr, der fließend Italienisch sprach und ganz offensichtlich etwas von seinem Handwerk verstand. Dann wiederum saß im Gastgarten die Fleischwerdung kleinbürgerlicher Abgrenzungsbedürfnisse: ein solariumgebräunter, muskelbepackter Glatzkopf, bei dem es überraschte, wenn er einmal etwas anderes als ein Feinrippunterhemd trug. Ich setzte mich neben Jürgen, schüttelte den Kopf, als er mir ein Achtel Lambrusco bestellen wollte, und fragte ohne Umschweife: „Hat Arthur mit dir geredet?"

Jürgen nickte: „Schöne Scheiße."

„Und? Kannst du die Präsentation alleine machen?"

Jürgen nickte: „Die Präsentation ist nicht das Problem."

„Was ist das Problem?"

„Erstens muss ich mir eine Geschichte überlegen, warum Arthur, mit dem unsere Kunden bislang Kontakt hatten, nicht unser Produkt vorstellt. Aber das ist das geringere Problem." Jürgen nahm die Sonnenbrille ab und sah einer vorbeifahrenden Radfahrerin nach, deren Hintern sich deutlich unter ihren Jeansshorts abzeichnete. „Dann hat er eben einen Unfall gehabt, ist mit dem Rad gestürzt oder so irgendetwas." Er setzte sich die Sonnenbrillen wieder auf und rollte nachdenklich die Zunge im Mund, was als wandernde Ausbeulung seiner Wange sichtbar war. „Die größere Frage aber ist: Was dann?

Wenn das Ganze funktioniert – und ich glaube, es wird funktionieren – und wir verkaufen die Rezepturen und sollen weitere Dienstleistungen für die Markteinführung der Biermixgetränke übernehmen, dann brauche ich Arthur. Er ist immerhin der kaufmännische Kopf von *Biopop* und ich will mich mit diesen Dingen nicht beschäftigen."

„Na ja, eins nach dem anderen. So weit sind wir noch nicht."

Jürgen trank einen Schluck und hob beide Hände: „Nein, sind wir noch nicht."

„Also kann ich davon ausgehen, dass du die Präsentation machst. Dann sehen wir weiter."

Jürgen nickte.

„Gibt es etwas, mit dem ich dir helfen kann?"

Jürgen schüttelte den Kopf: „Ich würde mich melden, falls es etwas gibt."

Der Kellner kam und ich bestellte einen Mocca. Als er den Kaffee serviert hatte, hob ich die Tasse an, um zu trinken, setzte sie aber wieder ab: „Jürgen!"

Jürgen sah mich an.

„Dir ist klar, dass ich neben allen persönlichen Schwierigkeiten auch ein sehr reales finanzielles Interesse daran habe, dass die ganze Sache gut läuft?"

Jürgen nickte mit dem Kopf: „Klar. Und jetzt mach dir keine Sorgen. Das wird schon. Komm, ich spendiere dir einen Grappa." Er streckte die Beine von sich, als wolle er mir vormachen, wie entspannt ich der Zukunft von *Biopop* entgegensehen könne, und winkte dem Kellner. Ich hatte keine Lust auf Alkohol und schon gar nicht auf einen Grappa, nicht bei der Hitze. Doch ich machte ihm den Gefallen, mich einladen zu lassen. Es war vernünftig, ihn bei Laune zu halten. Und Getränke zu spendieren und sie während des Zuprostens wortreich zu kommentieren, gehörte zu Jürgens Selbstverständnis wie der Traum vom Unternehmer zu Arthurs. Ich stieß also mit ihm an und ließ mich über die geschmacklichen Eigenheiten des Grappa Riserva belehren: lieblich, mildes Aroma mit Pfirsichnuancen. Schließlich trank ich noch einen zweiten.

Als ich mich eine halbe Stunde später von Jürgen verabschiedete und über den Mariahilferplatz ging, spürte ich den Alkohol. Es war kein unangenehmes Gefühl. Im Gegenteil, ich war euphorisch. Meine Sonnenbrillen dimmten das gleißende Licht auf den hellen Fassaden, rundeten die Farben der Blumen und Werbeschilder ab, ließen sie jedoch gleichzeitig umso intensiver hervortreten. Menschen saßen in den Gastgärten, Stimmengewirr und Gelächter waren zu hören. Die Luft schmeckte nach Gegrilltem und Gewürztem, und ging ein Passant nahe genug an mir vorbei, konnte ich den fremden Körper riechen: den Schweiß, das Deodorant, die Sonnencreme. Es roch wie Sommer, es klang wie Sommer, es blendete wie Sommer. Die ganze Stadt schien sich für die nächsten zwei Monate in einem durchgesessenen Liegestuhl zu räkeln, schien in helle Tage hineinzuwaten wie ein träger Badegast ins Wasser. Meine Grappaeuphorie mischte sich mit der Sommerferienfreude meiner Kindheit. Und diese Freude war pur, ungetrübt. Denn damals war eine Zeitspanne von zwei Monaten gleichbedeutend mit *endlos*, wenigstens aber *beinahe endlos*, war eine sich in die Ferne streckende Wiese voller unbeaufsichtigter Spiele in Plitvice, war die Aufregung eines Picknicks, bei dem alles durcheinander gegessen werden konnte: mit Schafskäse gefülltes Pitabrot, Paprika, Erdbeereis. Anstatt nachhause zu gehen, beschloss ich meinen Spaziergang fortzusetzen. Ich ging durch die Innenstadt, immer weiter durch das sommerliche Treiben. Irgendwann bemerkte ich, dass ich den Weg zur Klinik, auf der Arthur lag, eingeschlagen hatte. Ich musste ihm die gute Nachricht überbringen: fürs Erste einmal ist alles geregelt, konzentriere dich darauf, gesund zu werden. Auch dachte ich, dass Krankheit im Sommer schlimmer sei als Krankheit im Winter. Dass ein Spitalsaufenthalt im Juli deprimierender war als einer im Oktober. Und so ging ich weiter und freute mich, ihn zu sehen, freute mich, ihn aufzubauen.

*

Als ich bei der Klinik ankam, war ich verschwitzt. Arthur fand ich im Garten. Im Schatten eines ausladenden Kastanienbaums saß er mit einer Handvoll anderer Patienten. Alle waren manuell beschäftigt. Ein paar formten Gegenstände aus Ton, andere malten. Arthur flocht einen Korb. Als Korbboden diente eine dünne Spanplatte, an deren Rand vertikal verlaufende Staken angebracht waren. In die Staken wurden dann horizontal verlaufende Peddigrohre eingeflochten. Arthur wirkte entspannt, seine Handgriffe bedächtig – so wie sie es beim Kochen immer gewesen waren. Doch als ich an ihn herantrat, seitlich, so dass er mich nicht gleich sah, entpuppten sich seine Bewegungen als kraftlos. Es schien ihn einiges an Konzentration zu kosten, die Rohre miteinander zu verflechten. Ich ging neben ihm in die Knie und streichelte ihm über den Rücken: „Hallo, Arthur." Arthur hob den Kopf und sah mich an. Seine Pupillen waren groß und starr, legten seine tiefbraune Iris nur als dünnen Hof frei. Er lächelte zeitverzögert, als hätte er seit dem Tag seiner Ankunft in der Klinik nicht aufgehört zu kiffen. Dann legte er den Korb hin, stand auf, wobei er sich bei mir abstützte. Wir gingen ein paar Schritte.

„Schön, dass du mich besuchen kommst."

„Ist doch klar."

„Ich mache gerade einen Korb für dich. Da kannst du alle Skizzen und Zeichnungen und Gedanken, die dir nicht gefallen, hineinwerfen. Das ist dann eine Art Nährboden für deine Geniestreiche."

„Eine Art geistiger Komposthaufen", sagte ich zu ihm. „Das ist total lieb von dir."

„Du bist das ja auch zu mir."

„Ich habe übrigens gute Neuigkeiten."

„Wirklich?"

„Jürgen wird die Präsentation übernehmen, und er ist sehr zuversichtlich, dass es gut geht."

„Schön", erwiderte Arthur und lächelte. Doch ich hatte nicht den Eindruck, dass ich zu ihm durchgedrungen war. Als hätte ich mit dem Klinikgelände einen Ort betreten, an dem ganz eigene Erinnerungsrinnen und Vergessenskurven das Bewusstsein der Bewohner formten, schien Arthur hier eine andere Person zu sein. Seinem nichtssagenden „Schön" nach war ihm *Biopop*, sein Baby, das ihm doch wohl wichtiger als alles andere gewesen war, nur mehr ein fernes Echo aus einer turbulenten, vielleicht lächerlich turbulenten Zeit. Das tat weh: War *Biopop* unwichtig, war ich es auch.

Wir spazierten durch den Garten, hielten immer wieder an und betrachteten das satte Grün gegen den wolkenlosen Himmel. Dass es ihm gutgehe, versicherte Arthur immer wieder. Dass er sich nun erholen könne. Dass schon alles seine Richtigkeit habe und man nichts erzwingen könne. Desinteresse getarnt als Läuterung und Weisheit. „Schön", sagte ich ebenso nichtssagend. Schließlich umarmte ich ihn, schwesterlich, und verabschiedete mich mit nichtssagenden Floskeln: „Du schaffst das. Du wirst wieder gesund. Schau auf dich." Dann begleitete ich ihn zurück zu seiner Arbeit. Er setzte sich, hob den halbfertigen Korb auf seinen Schoß und begann, weiter zu flechten. Zu mir sah er nicht mehr auf. So legte ich ihm kurz die Hand auf den Oberarm und verließ die Klinik. Hierher würde ich nicht mehr zurückkommen.

*

Ich fuhr jedoch zu Arthurs Wohnung, um nach dem Rechten zu sehen. Dass ich das tun würde, hatte ich ihm versprochen. Ich holte die Post, öffnete die Fenster, goss die zwei Kakteen, die auf dem Fensterbrett seines Schlafzimmers standen, und wusch eine Kaffeetasse ab, die ich bei meinem letzten Kontrollbesuch einfach in die Spüle gestellt hatte. Dann ging ich noch einmal durch seine Wohnung und sah mich um. Auf seinem Schreibtisch entdeckte ich den Brief, den ich auf seine Einladung zu einem Rendezvous im Naturhistorischen Museum geantwortet hatte. Er steckte zwischen zwei mit Bleistiften und Kugelschreibern angefüllten Behältern. Ich zog ihn heraus und überflog ihn. Den Brief zu lesen erinnerte mich an die Geschichte von aussterbenden Urwaldbewohnern, deren Sprache noch Jahre, nachdem die letzten Ureinwohner einander etwas erzählt haben, von Papageien wiederholt wird: als fragmentiertes und sinnentleertes Geplapper. Das war natürlich eine Übertreibung. Ich erinnerte mich noch sehr genau an meine Emotionen. An die Euphorie und die Aufregung, die ich spürte, als ich auf Arthurs Brief geantwortet hatte. Doch in der letzten Woche hatten sich die emotionalen Koordinaten, mithilfe derer ein Liebesbrief dekodiert wird, verschoben. Und zwar so grundlegend verschoben, dass mir das unter den Brief gezeichnete und von einem Pfeil durchbohrte Herz nicht mehr ein Ausdruck meiner Verliebtheit, sondern meiner Fantasielosigkeit schien. Ich faltete den Brief zusammen und steckte ihn wieder zwischen die beiden Bleistiftbehälter. Wut überkam mich zusammen mit der Idee, auf wen ich meine Wut lenken konnte. Es ging um eine Menge Geld. Jemand war zur Verantwortung zu ziehen. Am besten jemand, der in einer Bank arbeitete. Ich beschloss, Arthurs Mutter zur Rede zu stellen.

Zehn

Es war Montagmorgen, als ich losfuhr. Ich hatte mir keinen Termin ausgemacht, hatte nicht einmal in der Filiale angerufen, um nachzufragen, ob Arthurs Mutter an diesem Tag überhaupt im Büro sein würde. Vorausschauendes Handeln schien mir nicht die beste Strategie für mein Vorhaben zu sein. Ich wollte es der Vorsehung überlassen, ob ich mit Arthurs Mutter sprechen konnte, wollte, falls es zu einem Gespräch kam, mein Vorhaben als Resultat höherer Zusammenhänge verstehen. Würde sie zu einem Gespräch zur Verfügung stehen, konnte ich diesen Umstand als Zeichen werten: als Indiz für die positive Wendung meiner jetzigen Situation. Natürlich war solches Denken lächerlich. Kindisch bzw. magisch. Aber so dachte ich manchmal. Und gerade jetzt, da ich mit Arthur auch eine Welt voller Bedeutung und Botschaften verloren hatte, wollte ich banale Erlebnisse als Indizien einer größeren Geschichte verstehen.

Die Fahrt über die Autobahn wurde eine rückläufige Zeitreise. Mit jedem Kilometer, mit dem ich mich dem Unfallort näherte, wurde ich nervöser. Als ich endlich zu der Stelle kam, an der ich auf der Gegenfahrbahn die Kontrolle über meinen Golf verloren hatte, verkrampften sich meine Hände am Lenkrad. Ich trat auf die Bremse und stieg erst wieder vom Pedal, als meine Geschwindigkeit auf weit unter einhundert Stundenkilometer reduziert war. Das provozierte erbostes Hupen und ein aggressives Überholmanöver eines hinter mir fahrenden Opels. Als der Opel mit mir auf gleicher Höhe war, wandte mir der Fahrer sein Gesicht zu. Dabei tippte er sich an die Stirn, wie ich aus den Augenwinkeln sehen konnte. Er bremste sogar ab, sodass wir uns für längere Zeit auf gleicher Höhe befanden – wahrscheinlich, weil er entdeckt hatte, dass eine Frau am Steuer saß. Leider machte ich ihm den Gefallen und wandte ihm mein Gesicht zu. Auf diesen Moment schien er gewartet zu haben. Er machte eine ziemlich aufwendige, obszöne Geste, bewegte seine Faust vor dem Mund vor und zurück, wobei er gleichzeitig seine Wange mit der Zunge ausbeulte.

Ich reagierte nicht auf diese Erbärmlichkeit, und schließlich wurde es dem Opelfahrer zu dumm. Er beschleunigte, und der Wagen war bald nur mehr als ein sich verkleinerndes Rechteck zu sehen. Was für ein Wunder, dass damals niemand hinter Arthur und mir gefahren war. Und wie seltsam, dass ich damals, als es den Golf um die eigene Achse drehte, keinerlei Angst verspürt hatte. Eher eine Art Schicksalsergebenheit. Eine Ruhe, die man empfindet, wenn man weiß, dass nichts mehr getan werden kann.

Eine solche Ruhe spürte ich nun nicht. Im Gegenteil, als ich von der Autobahn abfuhr, hatte ich meinen Unterkiefer vor Zorn vorgeschoben. Die obszöne Geste hatte mich erbost und zwar so richtig. Viel zu schnell fuhr ich ins Ortsgebiet ein und stellte mir möglichst demütigende Szenarien für den Opelfahrer vor. Besonders gut gefiel mir die Vorstellung, dass ich Ärztin bin und dem Opelfahrer mit kühler Stimme Hodenkrebs diagnostiziere. Dann eröffne ich dem vor Schreck Erstarrten die einzig mögliche Therapie: Kastration. In diesem Moment erkennt er die Frau, die er auf der Autobahn belästigt hat, und wimmert. Als ich schließlich bei der Sparkassenfiliale ankam, sehnte ich mich geradezu nach einem Streitgespräch. Ich klappte die Sonnenblende hinunter und betrachtete mich im Spiegel. Dabei hob ich das Kinn und drehte gleichzeitig den Kopf wie ein Boxer beim Einläuten der ersten Runde. Schließlich klappte ich die Blende wieder hoch, löste den Sicherheitsgurt und stieg aus.

In der Filiale fragte ich einen Bankbeamten mit Aknenarben nach Arthurs Mutter. „Haben Sie einen Termin?“, fragte er zurück. Ich schüttelte den Kopf, fügte aber hinzu, dass ein Gespräch mit ihr von größter Wichtigkeit sei. Der Bankbeamte erkundigte sich nach meinem Namen und griff zum Telefon. „Eine Frau Mag. Bange ist wegen eines Gesprächs hier. Es ist dringend.“ Er nickte einige Male mit dem Telefonhörer am Ohr und legte auf: „Ein bisschen wird es dauern." Ich dankte ihm und setzte mich an den Tisch, an dem mich der Bankbeamte zu sitzen einlud.

Es war wenig los. Am Schalter wurde offenbar ein hoher Betrag ausgezahlt, schräg vis-à-vis von dem Tisch, an dem ich saß, ein Beratungsgespräch abgehalten. Ich konnte nicht hören, was der ältere Herr im blauen Nadelstreif seiner Kundin riet, aber ich nahm an, dass er wiederholte, was auf den Werbeplakaten zu lesen war: Dass konservativ wieder *in* sei. Und dass das gute alte Sparbuch nicht nur moralisch, sondern auch wirtschaftlich über Immobilienspekulationen triumphiere. Ich lehnte mich zurück, sah an die Zimmerdecke und dann wieder in den Filialraum. Mit ihrem funktionalen, schmucklosen Interieur schien die Filiale aus der Zeit gefallen zu sein. Ich hätte sie genauso gut vor fünfundzwanzig Jahren an der Hand meiner Mutter betreten können. Damals hatten Banken keinen schlechten Ruf. Ich assoziierte sie mit der Figur des Sparefroh und den Ermahnungen meiner Volksschullehrerin, ja nur regelmäßig ein bisschen Geld zur Seite zu legen. Ein paar Schilling waren auf die Bank zu bringen und dann noch ein paar. Schon bald würde der unmittelbare Verzicht zu sagenhaftem Reichtum führen. So etwas Ähnliches war uns auch im Religionsunterricht erklärt worden: Wer sich jetzt beherrschen konnte, würde später seinen gerechten Lohn erhalten. In den letzten Jahren hatte sich dieses Bild von der freundlichen Bank geändert. Begriffe wie *Immobilienhandel*, *Fondsmanagement* oder *Fremdwährungskredite* hatten die emotionale Qualität von Kriegshandlungen erworben. Und obwohl ich nur eine diffuse Vorstellung von der Tätigkeit eines Investmentbankers oder den Implikationen eines Derivatgeschäfts hatte, teilte ich das Misstrauen, das nun Banken entgegengebracht wurde. Wer bei einer Bank arbeitete, war nicht mehr der seriöse Mehrer des Privatvermögens wie in meiner Kindheit. Er war ein Häcksler in Menschengestalt, der mühselig verdientes Geld vernichtete. Warum ich für Arthur gebürgt hatte, schien mir nun noch unerklärlicher. In jedem Fall schien es mir vernünftig, von Arthurs Mutter nur Heimtückisches zu erwarten. Ich setzte mich wieder gerade hin und zog die Schultern zurück, um mich für eine Konfrontation größer zu machen.

Denn da kam sie zum Beratungstisch. Mittelgroß, mit kurzgeschnittenen, grauen Haaren und einer randlosen Brille. Diese nahm sie ab, als sie sich mir gegenübersetzte: „Was kann ich für Sie tun?"

Ich nahm mir Zeit zu antworten, sah sie lange an. Ich konnte Arthur in ihren Zügen erkennen, konnte erkennen, wie sich in ihrem weichen Gesicht sein kantiges Gesicht abzeichnete. Sie hatten die gleichen dichten Augenbrauen und das gleiche Muttermal neben dem linken Nasenflügel. Ich war mir sicher, dass, wenn sie lachte, eine markante Ader an ihrer Stirn hervortrat. Auch die Körpersprache ähnelte jener Arthurs. Als ich auf ihre Frage so lange nicht antwortete, neigte Arthurs Mutter den Kopf und zog dabei die linke Augenbraue hoch. Eine halb spielerisch und halb energische Geste, die ich bei Arthur oft beobachtet hatte. Schließlich sagte ich: „Ich kenne Arthur."

Arthurs Mutter richtete sich überrascht im Sessel auf: „Aha. Wie geht es ihm?"

„Schlecht."

Ich ließ mir Zeit, damit meine Antwort wirken konnte. Dann fügte ich hinzu: „Er ist auf der Psychiatrie."

Arthurs Mutter schien in sich zusammenzusinken, alles Spielerische wich aus ihrer Mimik. Ihre Augen weiteten sich vor Betroffenheit, nicht aber vor Überraschung, wie mir schien: „Wie lange schon?"

„Seit etwas mehr als einer Woche."

„Sie müssen wissen, Arthur und ich haben seit fast einem Jahr keinen Kontakt mehr." Sie drehte den Kopf zur Seite und sah auf den Boden. Kummer legte sich über ihr Gesicht, dann aber wurde ihr bewusst, wo sie war und wer sie war. Sie richtete sich wieder auf und wiederholte ganz sachlich die Frage, die unser Gespräch eröffnet hatte: „Und was kann ich nun für Sie tun?"

Ich strich mir eine Strähne aus dem Gesicht und erwiderte mit möglichst harter Stimme: „Ich habe für einen Kredit von Arthur gebürgt, damit er Kapital für die Gründung seiner Firma erwerben kann. Um genau zu sein: Ich habe für jenen Kredit gebürgt, für den Sie nicht bürgen wollten. Obwohl er Ihr Sohn ist."

Arthurs Mutter sah mich fassungslos an. Dann aber fragte sie: „Warum haben Sie das getan?"

„Ich bin bzw. ich war seine Freundin. Ich wollte ihm helfen."

„Und Sie glauben, dass ich ihm nicht helfen wollte? Dass mir sein Erfolg oder sein Lebenstraum nicht am Herzen liegt?"

„Es sieht ganz so aus."

Kränkung ließ Arthurs Mutter zurückweichen, ihre Augen weiteten sich. Dann aber zog sich ihr Gesicht zusammen wie eine Sprungfeder, als konzentriere sie alle Kraft, um mir ihre Erwiderung entgegenzuschleudern. Doch ihre Stimme war überraschend leise, ein Flüstern geradezu, sodass ich mich nach vorne neigen musste, als sie sagte: „Frau Mag. Bange: Arthur ist psychisch labil."

„Wie bitte?"

„Er war mit Anfang zwanzig das erste Mal in der Psychiatrie. Er wurde damals mit einer bipolaren Störung diagnostiziert. Sein Leben ist, wie soll ich sagen, ein Auf und Ab. Es gibt immer wieder gute, ja großartige Phasen, und ich habe ihn auch mehrmals bei der Finanzierung seiner Pläne unterstützt. Aber im letzten Herbst war nicht der richtige Zeitpunkt. Ihm einen Kredit zu ermöglichen, wäre unverantwortlich gewesen." Sie neigte sich zu mir, kam mit ihrem Gesicht meinem nahe: „Ob Sie es glauben oder nicht: Ich liebe mein Kind. Was Sie getan haben, war großzügig. Aber klug war es nicht."

⋆

Großzügig: ja. Klug: nein. Da hatte mich die Vorsehung aber gründlich verarscht. Als ich in meinen Golf einsteigen wollte, war ich mit Gedanken so überladen, dass ich die Wagentür wieder zuschlug, um noch ein wenig spazieren zu gehen. Langsam ging ich zum Hauptplatz. Dort setzte ich mich in das Café, in dem ich vor beinahe einem Jahr auf Arthur gewartet hatte, und bestellte einen Cappuccino, aber diesmal bitte mit Milchschaum, nicht mit Schlagobers. Ich bezahlte den Kaffee sofort, denn ich wollte ohne Verzögerung wieder gehen können, wenn mich Unruhe fahrig werden ließ. An dem Kaffeehaustisch sitzend tat ich jedoch alles, um ruhig zu werden. Sorgfältig hob ich den Zuckerstreuer, und ebenso sorgfältig leerte ich Zucker auf den Löffel, um ihn in den Kaffee zu rühren. Ich rührte mit Sorgfalt um, als gelte es, eine Botschaft an den Tassenboden zu schreiben. Und all die Sorgfalt half: Ich wurde gelassener und ließ das Gespräch noch einmal in Gedanken Revue passieren.

Arthurs Mutter war nicht ungut gewesen. Im Gegenteil. Sie hatte mir sogar ein überraschendes Angebot gemacht: Sollte die Bürgschaft schlagend werden und ich mich in finanziellen Schwierigkeiten befinden, könne ich mich an sie wenden. Sie hatte zwar nicht klargemacht, ob sie mich nur beraten oder mich sogar finanziell unterstützen würde. Der Vorstellung der profitorientierten Rabenmutter entsprach sie jedenfalls nicht. Wie sie hatte durchblicken lassen, hatte Arthur den Kontakt abgebrochen und sie offenbar versucht, seinen Wunsch zu respektieren.

Seit zwölf Jahren war Arthur nun mit einer bipolaren Störung geschlagen. Ich hatte ihm diese Krankheit nicht angemerkt. Aber wahrscheinlich merkte man das in stabilen Phasen nicht. Natürlich entsetzte mich meine Entdeckung. Es war, als würde das Bild eines Menschen radikal neu eingefärbt. Die farblichen Nuancen und Abstufungen waren plötzlich nicht mehr sichtbar, wurden übertüncht vom Alarmton einer ärztlichen Diagnose. Da konnte ich mich um Offenheit bemühen, so viel ich wollte: Nun war Arthurs Facettenreichtum reduziert auf sechs Silben – bipolare Störung. Jetzt war es amtlich, was ihn definierte: F.31.1. bis F.31.9 gemäß der ICD, der *Internationalen Statistischen Klassifikation der Krankheiten und verwandter Gesundheitsprobleme.* Das konnte ich im Internet nachlesen, ohne mein Internetguthaben angreifen zu müssen. Gratis-WLAN gab es im Café.

Ich nahm einen Schluck Kaffee und wollte das Handy wieder einstecken, da vibrierte es. Es war Jürgen. „Wir haben den Auftrag", sagte er ohne Umschweife. „Die Finanzierung der Firma ist erst einmal gesichert. Du kannst also ganz beruhigt sein."

Na Gott sei Dank. Ich war ehrlich erleichtert und gratulierte Jürgen zu seiner Geschäftstüchtigkeit. Doch trotz meiner Erleichterung wollte ich unbedingt wissen, ob Jürgen von Arthurs bipolarer Störung gewusst hatte. Die Frage drängte sich ganz einfach auf: Hatte Jürgen ein hinterhältiges Spiel mitgespielt? Oder schlimmer noch: Hatte er ein solches Spiel initiiert? Immerhin war es ja seine Idee gewesen, dass ich bürge. Jürgen aber hatte Neuigkeiten, die mich hinderten, die Frage zu stellen: „Ich habe übrigens mit Arthur geredet. Er wird sich von der Firma zurückziehen."

„Was? Für immer?"

„Vorläufig einmal."

„Ich dachte, du brauchst ihn."

„Jemand anderer wird seinen Part übernehmen."

„Wer?"

Doch Jürgen hatte es eilig: „Weiß ich noch nicht. Ich werde mich umsehen müssen. Ich melde mich, wenn ich Neuigkeiten habe."

Und schon hatte er aufgelegt. Meine Erleichterung versiegte wieder.

*

Ich ließ den Rest des Cappuccinos stehen und ging zurück zum Auto. Als ich beim Ausparken in den ersten Gang schaltete, im Begriff aus der Parklücke zu fahren, löste ich die Kupplung zu hastig: Der Motor stürzte ab, mein Golf machte einen Satz nach vorne, haarscharf vorbei am rechten Hecklicht des vor mir geparkten Autos. Dieses Missgeschick färbte die gesamte Rückfahrt. Wie eine Fahrschülerin saß ich im Golf, das Kinn nach vorne gereckt, den Rücken kerzengerade, und fuhr zu langsam und mit falscher Drehzahl. Meine Anspannung verhinderte, dass ich weiter über Arthurs Krankheit nachdachte. Sobald ich jedoch in Graz war und mich wieder sicherer fühlte, begann sich das Karussell meiner Fragen von neuem zu drehen. Mit ihm drehten sich jede Menge Selbstvorwürfe. Warum war ich so naiv gewesen? Warum hatte ich nichts bemerkt? Hatte ich mit meiner Unterstützung Arthur den Weg in seine Katastrophe gewiesen? Ließ ich ihn nun im Stich? Und war es nicht an der Zeit, ausschließlich an mich zu denken? Aber selbst das wollte mir nicht gelingen.

Und dann waren natürlich weitere Fragen, die mich nicht unmittelbar betrafen, die ich mir dennoch stellte, obwohl sie meiner letzten Erkenntnis zuwiderliefen: Was genau meinte Jürgen, wenn er sagte, dass sich Arthur fürs Erste von der Firma zurückziehen würde? Und wer würde Arthur ersetzen? Und wie konnte es sein, dass sich Arthur so ohne Weiteres ersetzen ließ? Freilich, diese Frage beantwortete sich von selbst, wenn ich an die Apathie dachte, mit der er in der Parkanlage ein Peddigrohr um das andere geflochten hatte. Und dennoch quälte mich auch diese Frage, ganz genauso wie alle anderen Fragen: allesamt Nadelstiche, von denen sich Zweifel an meiner Wahrnehmung in konzentrischen Kreisen ausbreitete. Und plötzlich wurde mir klar, was mir innere Ruhe bringen würde, wie ich mein Vertrauen in mich selbst zurückgewinnen konnte. Ich benötigte einen Beweis. Etwas Unverrückbares. Etwas, das mir zeigen konnte, dass alles, was ich heute Vormittag erfahren hatte, *real* war. Keine Ausrede, kein dummer Scherz, keine Fiktion.

Ich fuhr zu Arthurs Wohnung. Da ich keinen Parkplatz fand, stellte ich den Golf ins Halteverbot. Zwei Stufen auf einmal nehmend, lief ich das Treppenhaus hinauf zur Nummer achtzehn. Ich sperrte auf – Arthurs Wohnungsschlüssel hatte ich noch immer an meinem befestigt – und warf den Schlüsselbund achtlos zu Boden. Ohne mir die Schuhe auszuziehen, begann ich zu suchen. Ich durchsuchte den Badezimmerkasten und den Spiegelschrank. Nichts. Ich suchte in den Küchenkästchen und in der Kommode, in der er Socken und Unterwäsche aufbewahrte. Nichts. Ich durchwühlte sogar die Laden seines Schreibtisches, obwohl mir diese Indiskretion ganz besonders zuwider war. Nichts. Und das war seltsam: Wenn jemand eine bipolare Störung hat, so muss er doch Tabletten nehmen. Psychopharmaka: Lithium etwa, oder Risperidon, wie ich mit Hilfe meines Smartphones herausfand. Irgendwo musste doch ein angebrauchtes Päckchen liegen, zumindest aber ein altes Rezept oder eine Honorarnote über eine psychotherapeutische Leistung. So eine Krankheit musste doch ihre Spur in der Wohnung hinterlassen haben, in der Arthur noch vor Kurzem als lichtschluckende Schwere gelegen war. Eine Spur, die vielleicht kein Beweis war, aber zumindest ein Indiz für die Wahrheit der Erzählung seiner Mutter. Wenn schon nicht Gewissheit, dann zumindest Wahrscheinlichkeit.

Nachdem ich etwa eine Stunde fruchtlos gesucht hatte, setzte ich mich in den Regalstuhl im Wohnzimmer. Auf gut

Glück griff ich hinter mich und zog ein Buch heraus. Ich hätte nicht sagen können, warum ich das tat. Vielleicht, weil mir die Breite des Buchrückens, den ich ertastete, zusagte. Vielleicht, weil ich zu viele Krimis gesehen hatte und auf eine Zufallsentdeckung hoffte.

Und diese machte ich auch.

Als ich gedankenverloren das Buch aufschlug, fiel ein Foto heraus. Ich hob es auf und betrachtete es. Es zeigte Arthur und mich, verschwitzt, ein Handtuch um den Nacken gelegt. Im Hintergrund sah man die Wandverspiegelung vom Hantelraum im *Dumbbells*. Links unten war ein dunkler, halbrunder Fleck zu erkennen: Hier hatte wohl Arthurs Daumen die Kameralinse abgedeckt. Es war kein gutes Foto. Keines, bei dem sich im Zeitalter der Digitalisierung ein Druck auf Fotopapier lohnte. Doch ich verstand sofort, warum Arthur es nicht nur als elektronische Datenmenge besitzen wollte. Warum er es als etwas zum Anfassen besitzen wollte, besser vielleicht: als etwas zum Anhalten. Denn auf diesem Foto lachten wir, lachten befreit, lachten glücklich. „Und *das* ist vielleicht kein Beweis?“, schrie ich und schlug mit dem Handrücken gegen das Foto. „Und *das* ist vielleicht kein Beweis?“, wiederholte ich leise, bevor ich das Buch zurückstellte und Arthurs Wohnung verließ. Das Foto nahm ich mit.

Elf

Trost brachte mir es keinen. Trotzdem legte ich das Foto neben meinen Laptop und betrachtete es, wenn ich meine Arbeit unterbrach. Die Erstellung meiner Homepage beschäftigte mich nun intensiv. Geradezu zwanghaft arbeitete ich Stunde um Stunde an dem sogenannten perfekten Internetauftritt. Ich recherchierte auf ähnlichen Webseiten, was Kunden für ein Portrait zu zahlen bereit waren, stattete meine Gemälde mit einem entsprechenden Preis aus und lud sie zu Werbezwecken hoch. Bei zwei Bildern log ich, ebenfalls zu Werbezwecken: Ich strich sie durch und schrieb mit roter Farbe darunter: „verkauft". Dabei: Die beiden Bilder hatte noch niemand auch nur betrachtet. Ich verfasste eine kurze Biografie meiner Person und reicherte diese mit ein paar Fotografien von mir an. Eine davon zeigte mich am Strand der Isla Mujeres, karibiksonnengebräunt, um die Hüften ein transparentes Tuch geschlungen. Darunter nur ein Tanga. Was soll's: *Sex sells.* Hatte Fanny nicht irgendwann einmal von einem erotischen Kapital gesprochen, das es zu nutzen gelte? Dass ich von ihr – von der einen oder anderen nichtssagenden SMS einmal abgesehen – seit meiner Rückkehr aus Paris nichts mehr gehört hatte, wunderte mich. Aber wahrscheinlich hatte sie zu tun. *Busy, busy, busy* – das war das Image, das sie mit viel Sorgfalt pflegte. Und *busy, busy, busy* – das war ich jetzt auch, redete ich mir zumindest ein. Was mir auch die meiste Zeit ganz gut gelang: Die Zukunft steht auf dem Spiel. Viel zu viel Arbeit, um große Gefühle zu hegen. Doch manchmal, meistens nachts, wenn für eine Viertelstunde nichts zu hören war außer dem gelegentlichen Murmeln eines Motors oder dem gedämpften Raunen eines Balkongesprächs, spürte ich die Einsamkeit, die ein Blick auf das Foto noch verstärkte. Schließlich nahm ich es und schloss es in der Lade meines Schreibtisches ein.

In diesen Viertelstunden verlagerte sich der Schwerpunkt meiner Selbstumkreisung. Ich fragte nicht mehr, warum ich Arthur nicht durchschaut hatte. Ich fragte, warum er aus seiner

Krankheit ein Geheimnis gemacht hatte. Um mir das verständlich zu machen, recherchierte ich Fakten zum Thema „bipolare Störung". Ich fand heraus, dass diese Krankheit viele Erscheinungsformen kannte und überaus häufig auftrat. So häufig in den letzten Jahren, dass manche Zyniker dafür eher das Diagnoseverhalten der Ärzte verantwortlich machten als den Gesundheitszustand der Diagnostizierten. Ich las ferner, dass eine bipolare Störung sich oft mit Kreativität verband. Oder anders formuliert: dass viele kreative Spitzenleistungen überhaupt erst durch das übersteigerte Selbstbewusstsein, das in einer manischen Phase auftrat, möglich wurden. Ernest Hemingway soll an dieser Krankheit gelitten haben. Virginia Woolf oder Sylvia Plath ebenso. Und Vincent van Goghs abgeschnittenes Ohr ist sowieso berühmt.

All das war interessant. Allerdings beantworteten diese und andere Ausführungen zum Thema „bipolare Störung" nicht die Frage, warum Arthur nie ein Wort über seine Krankheit verloren hatte. Man konnte ja eine psychische Krankheit haben und dennoch darüber sprechen. Man muss ja nicht damit hausieren gehen. Aber seiner engsten Vertrauten konnte man wohl sagen, was einen knickt. Insbesondere dann, wenn man sie für seinen Kredit bürgen ließ. Aber vielleicht waren die Gründe für sein Schweigen gar nicht so geheimnisvoll. Spontan fielen mir drei Möglichkeiten ein:

a. Seine Mutter hatte gelogen: Er hatte keine bipolare Störung, war erst jetzt – vielleicht infolge des Stresses, der mit der Gründung von *Biopop* einherging – in eine Depression geschlittert.
b. Er vertraute mir nicht und hatte Angst, mich durch ein Geständnis zu verlieren.
c. Er dachte, er sei geheilt und seine Krankheit somit Vergangenheit.

Alle drei Varianten waren möglich und würden der Erinnerung an das vergangene Jahr einen jeweils anderen Nachgeschmack verleihen. Die süßeste Variante schien mir (a). Sie war allerdings die unwahrscheinlichste. Auch wenn ich es mir anfangs gewünscht hatte: Warum sollte mich seine Mutter belogen haben? Was konnte sie damit gewinnen? Nichts. Also. Die bitterste Variante schien mir Variante (b). Immerhin lud sie zu einer sehr viel zynischeren Formulierung ein, nämlich:

b'. Er brauchte jemanden, der für ihn bürgte, und eine derartige Offenbarung hätte jeden möglichen Bürgen abgeschreckt.

Obwohl möglich, konnte ich auch diese Variante als falsch abhaken. Berechnung passte nicht zu Arthurs Charakter. Die wahrscheinlichste Variante war folglich (c). Wie schon angedeutet listete die Fachliteratur Realitätsverzerrung als ein typisches Indiz für eine manische Phase. Warum sollte sich Arthur in Bezug auf seine Gesundheit nicht einfach verschätzt haben? Variante (c) hatte darüber hinaus auch noch einen weiteren Vorteil. Sie war nicht nur die wahrscheinlichste. Sie war auch die am wenigsten schmerzhafte. Ich konnte Arthurs Handeln auf eine Fehlleistung seines Gehirns zurückführen. Ein Organ war also schuld, nicht er als Person. Das Foto in der Schublade behielt seine Unschuld.

Ich versuchte Arthurs Schweigen auch mithilfe psychologischer bzw. philosophischer Überlegungen nachzuvollziehen. Was war ein Geheimnis und warum hatten wir welche? Zwei triviale Fragen, auf die es zwei triviale Antworten geben musste. Doch was ich auf diversen Psychowebseiten herausfand, während mein Tasse Rooibostee kalt wurde, war überraschend. Wir hatten nicht einfach Geheimnisse, weil wir etwas verbergen wollten. Geheimnisse waren sowohl ihrer Funktion als auch ihrem Wesen nach komplexer. Sie halfen einer Person, sich von anderen Personen abzugrenzen. Geheimnisse waren der Mörtel menschlicher Individualität. Genau wie diese bildete sich das Bewusstsein, etwas zu wissen, das andere nicht wussten, erst allmählich heraus. So glaubten Kinder unter vier Jahren noch, dass ihre Eltern ihre innersten Gedanken und heimlichsten Taten kannten und sie ihnen – wie Glaubende ihrem Gott – auf Gedeih und Verderb ausgeliefert seien.

Diese identitätsstiftende Funktion von Geheimnissen war an ein Paradoxon gekoppelt: Denn obwohl ein Geheimnis den Geheimnisträger aus der Masse der Ahnungslosen heraushob, konnte dieser seine Besonderheit nur unter Preisgabe seines Geheimnisses kommunizieren. Doch ein Geheimnis, das mitgeteilt wurde, war kein Geheimnis mehr. Es war ein *ausgeplaudertes Geheimnis* und hatte zumindest zwei Konsequenzen: Der Geheimnisträger lief Gefahr, sanktioniert zu werden und ging darüber hinaus auch noch seiner Besonderheit verlustig.

Und dennoch schienen viele Menschen den Drang zu empfinden, ihre Geheimnisse preiszugeben. Das, was sie am meisten fürchteten, nämlich ertappt zu werden, war auch das, was sie sich insgeheim wünschten. So betrachtet war die Sache bei Arthur gar nicht so anders gelegen. Denn obwohl er lange geschwiegen hatte, hatte er mich schließlich angerufen und um Hilfe gebeten. Geradezu erleichtert war er gewesen, als wir mit dem Taxi in die Psychiatrie fuhren. Nun war endlich Schluss mit dem Verstellen und Verbergen gewesen.

Die Dunkelheit zu lieben und in ihr zu sehen wie bei Tageslicht.

Lange zu leben und nie alt zu werden.

Sich zu unterwerfen und darin Freiheit zu finden.

Ein Geheimnis zu wahren und es gleichzeitig zu lüften.

Die Kombination zweier sich ausschließender Möglichkeiten offenbar war etwas, das wir Menschen besonders attraktiv fanden. Wie attraktiv, konnte ich erkennen, als ich um drei Uhr morgens eine Webseite öffnete, auf der Menschen – freilich anonym – ihre Geheimnisse verlautbarten, als wären sie Bekanntmachungen von öffentlichem Interesse. Auf der als Kunstprojekt vermarkteten Webseite wurden Menschen eingeladen, ihr Innerstes auf einer Postkarte freizulegen und diese anschließend an den Webseitenbetreuer zu senden. Die Postkarte – so konnte man lesen – sollte eine Leinwand sein, auf der die Bekennenden das zentrale Motiv ihres Innenlebens kommunizieren konnten. Der Webseitenbetreuer sichtete die Zusendungen, scannte eine Auswahl der Postkarten ein und lud sie hoch. Wöchentlich wurde so einem weltweiten Publikum ein Blick auf das gewährt, was irgendjemand irgendwo vor seiner Frau, seinen engsten Freunden und Verwandten verbarg und dann doch in die Welt – zumindest in die virtuelle – hinausschrie.

Der Großteil der Einsendungen war trivial. Es ging um verbotene Liebe und sexuelle Sehnsüchte. Diese waren manchmal skurril. So etwa das Geständnis, Stürme erregend zu finden und die eigene Sexualität am besten auf Fähren leben zu können. Andere waren herzzerreißend. Auf einer Postkarte fragte ein Kind, ob seine Eltern zusammengeblieben wären, wenn es folgsamer gewesen wäre. Manche Geheimnisse waren bildungsbürgerlich. Da gestand einer, dass nur das Lesen von der Realität zu heilen vermochte.

Ein Geständnis machte mich stutzig. Jemand hatte Buchstaben aus der Zeitung ausgeschnitten und auf eine mit Buntstiften bemalte Postkarte geschrieben: „Ich riet meiner besten Freundin schlecht, weil ich ihr Glück nicht ertrug."

Irritiertes Kopfschütteln.

Achselzucken.

Das konnte alles Mögliche heißen. Ich las die nächste Postkarte, las von einer Frau, die ein Hochzeitskleid im Schrank hatte, und von einer anderen, die gerne krank wäre, um herauszufinden, wer ihre wirklichen Freunde waren – und ging noch einmal zurück zu der mit Buntstiften bemalten Postkarte.

Vielleicht fantasierte ich mir etwas zusammen. Immerhin: Es war halb vier Uhr in der Früh. Doch diese kindliche Strichführung, diese dominierenden Gelb- und Orangetöne, die Pedanterie, mit der die Buchstaben ausgeschnitten und aufgeklebt waren: All das erinnerte mich an Geburtstags- und Weihnachtskarten, die ich seit meiner Schulzeit alljährlich erhielt. Je länger ich auf den Bildschirm starrte, desto sicherer wurde ich mir. „Du blödes Arschloch", dachte ich, „Fuck you." Ich griff nach meinem Smartphone und sandte eine SMS: „Treffen wir uns morgen um 15:00 auf einen Kaffee?" Um sieben Uhr in der Früh weckte mich das Vibrieren meines Handys. Ein Blick auf das Display verriet mir die Antwort: „Gerne, Süße."

★

Zu meinem Erstaunen trug Fanny keinen Hosenanzug. Sie trug auch kein Businesskostüm. Sie hatte abgenommen und dokumentierte ihr neues Körperbewusstsein durch ein enganliegendes Top – rostrot, die Farbe ihres zu einem Pferdeschwanz gebundenen Haars. Etwas zu enganliegend war ihr Shirt für meinen Geschmack, so viel hatte sie auch nicht abgenommen, aber das sagte ich ihr nicht. Stattdessen küsste ich sie auf beide Wangen, machte ihr Komplemente zu ihrer Figur und der Wahl ihres T-Shirts: „Hast du heute frei?" Fanny schüttelte den Kopf. Sie würde nicht mehr ins Büro gehen, bzw. Sie würde nur mehr einmal noch ins Büro gehen, um ihre Sachen zu holen. Überrascht sah ich sie an: „Haben Sie dich gekündigt?" Fanny schüttelte den Kopf: „Jetzt setz dich einmal, alles der Reihe nach."

Ich setzte mich ihr gegenüber. Fanny winkte dem Kellner, und ich bestellte einen Cappuccino – das Begleitgetränk unserer freundschaftlichen Gespräche. Fanny fuhr sich mit der flachen Hand über den Kopf, richtete sich den Haargummi und nahm ihre Brillen ab. Erwartungsvoll sah sie mich an. Doch da ich nicht gleich fragte, sondern in meiner Tasche kramte, begann sie unaufgefordert zu erzählen.

„Die ganze Anwaltssache ist nichts für mich."

„Wie bitte?" Beinahe hätte ich die Handtasche fallen lassen. Ich stellte sie neben mich auf den freien Stuhl und verschränkte die Hände auf der Tischplatte: „Was hast du gesagt?"

„Die ganze Anwaltssache ist nichts für mich.“ Fanny nahm einen Schluck von ihrem Cappuccino und sah mich über den Tassenrand an: „Du hast schon richtig gehört.“

„Das heißt: Du hast gekündigt?“

Fanny nickte und lächelte übermütig. Der Kellner brachte meinen Cappuccino, ich rührte Zucker in den Kaffee und legte den Löffel mit einem hellen Klirren auf die Untertasse. Dann sah ich in Fannys übermütiges Lächeln: „Das musst du mir jetzt genauer erklären.“

Fanny lehnte sich zurück und atmete theatralisch aus. Dann hob sie den Kopf und starrte für einen Moment gegen die Kaffeehauswand, als blickte sie in endlose Weiten. Aus diesen kehrte ihr Blick voller Bedeutung zurück. Mit konzentriert zusammengekniffenen Augen und gehobenem, im Takt der Silben tickenden Zeigefinger begann Fanny zu erzählen: „Es war einmal vor langer, langer Zeit ein Mädchen, das ...“

„Fanny, sei so gut und lass den Scheiß.“

Fanny erstarrte in ihrer Erzählertheatralik. Für einen Moment wirkte sie gekränkt. Sie lehnte sich zurück und zog fragend die Augenbrauen zusammen: „Was ist denn los, bitte. Darf ich mich nicht freuen, wenn ich endlich einmal eine Entscheidung treffe, die gut für mich ist?“

„Natürlich. Aber ich mache gerade eine schwierige Zeit durch. Ich freue mich für dich. Aber so viel Getue halte ich im Moment nicht aus. Magst du mir die Kurzfassung geben, Süße?“

Es kostete mich Überwindung, das letzte Wort auszusprechen.

„Bitte, wenn du willst.“ Fanny nahm einen Schluck von ihrem Cappuccino und begann zu sprechen, mit leiser Stimme und in betont sachlichem Tonfall, der fast genauso enervierend war wie ihre überdrehte Darbietung zuvor. Allerdings hielt sie den Tonfall nicht lange durch und ließ schon bald ihre Stimme wieder in aufgeregte Sopranlage steigen. Seit Langem habe es ihr in der Kanzlei nicht mehr gefallen. Mit den Anwaltskollegen und -kolleginnen sei sie ohnehin nie sehr gut zurechtgekommen. Alle ein bisschen zu schnöselig, alle ein bisschen zu selbstbewusst. Alle ein bisschen zu rambomäßig unterwegs. Was ihr an ihrem Job noch am ehesten gefallen hätte, seien ihre Kostüme gewesen. Und obwohl diese schön gewesen seien, seien sie nicht schön genug gewesen, um den Unwillen, den ihr die Arbeit verursacht hätte, auszugleichen. Vertragsprüfungen, Nachbarschaftsstreitigkeiten, Schadenersatzklagen. Igitt. Was ihr noch am ehesten Spaß gemacht hätte, seien Scheidungen gewesen. Man könne das moralisch verwerflich finden, dieses Sich-Bereichern am Unglück der anderen. Dieses Sich-Ergötzen an der Banalität fremden Herzeleids. Doch wenn man Glück habe, lese sich so eine Scheidungsakte wie ein Bericht in der Regenbogenpresse. Mit dem Unterschied vielleicht, dass die Klagenden oder Beklagten für gewöhnlich ihre Vornamen nicht nummerierten.

Fanny unterdrückte ein Schmunzeln gerade so viel, dass ich sehen konnte, für wie gelungen sie ihre Pointe hielt. Dann neigte sie sich zu mir, eine Vertrauen stiftende Geste, jetzt würde so richtig aus dem Nähkästchen geplaudert werden: „Um deinen Mandanten zu helfen, musst du gelegentlich zu echt fiesen Tricks greifen. Das kann schon mal Spaß machen, auch wenn man das vielleicht nicht so ganz wahrhaben will." Fanny grinste dreckig: Unlängst habe sie einer jungen Frau, die sich scheiden lassen wollte, geraten, wieder zu ihrem Mann zu ziehen und mit ihm zu leben. Inklusive Versöhnung, Liebesschwüre, Fürsorge. Der ganze Scheiß eben. Wenn er wieder einen seiner Anfälle hätte, solle sie mit ihm auf die Psychiatrie fahren und seine Behandlung dokumentieren. Mit so einer Dokumentation hätte sie in jedem Fall gute Karten vor Gericht: Man kann schließlich niemandem die Bürde eines ehelichen Bundes mit einem Psychopathen zumuten.

Ich starrte Fanny an, als wären ihr während ihrer Erzählung Hörner gewachsen. Schließlich sagte ich, wobei meine Stimme brach und ich den Satz noch einmal beginnen musste: „Fanny, willst du mir etwas sagen?"

„Wieso?"

Anstatt zu antworten, starrte ich sie weiter an.

„Ach so, du meinst wegen Arthur. Nein, aber so etwas Ähnliches hätte eventuell auch funktionieren können, wenn es wegen deiner Bürgschaft Probleme gegeben hätte." Sie lächelte freundlich: „War aber nicht der Fall. Und weißt du, warum?"

Ich wandte nun endlich meinen Blick ab, bemerkte zum ersten Mal in meinem Leben die Luftbläschen im Milchschaum eines Cappuccinos und schüttelte den Kopf: „Nein, weiß ich nicht."

„Weil *Biopop* so viele neue Aufträge hat, dass der Fortbestand der Firma für die nächsten zwei Jahre gesichert ist. Wenn nicht sogar länger. Die Kredite können wir also gut bedienen."

„Woher weißt du das? Hast du mit Jürgen geredet?"

„Habe ich. Aber besser noch. Ich weiß es auch aus erster Hand. Ich habe nämlich die Aufträge unterzeichnet."

Ich schüttelte verständnislos den Kopf: „Warum bist du für *Biopop* zeichnungsberechtigt?"

„Weil ich die neue Geschäftsführerin bin."

„Du bist die neue Geschäftsführerin?"

Fanny strahlte mich an: „Das versuche ich dir ja die ganze Zeit zu erzählen. Du hast keinen Grund so finster zu schauen. Alles gut. Du brauchst dir keine Sorgen mehr zu machen."

„Und was ist mit Arthur?"

„Ist alles mit ihm abgesprochen. Er überschreibt seine Anteile, dafür trägt er keine Verantwortung mehr und ist finanziell aus dem Schneider. Übermorgen haben wir den Notartermin und dann ist die ganze Sache offiziell."

„Der Notar kommt auf die Psychiatrie?"

„Nein." Fannys Stimme hörte sich an, als habe sie eine Schwachsinnige vor sich: „Arthur kommt ganz normal ins Notarsbüro. Dort wird die Sache geregelt. Wir beide" – sie zeigte mit dem Zeigefinger erst auf sich und dann auf mich – „müssen übrigens dann noch einmal gemeinsam zur Bank, damit wir dich als Bürge aus der Pflicht nehmen können."

„Ist das überhaupt möglich?"

Fanny nickte.

Ich schloss die Augen und senkte den Kopf. Rote Flecken flirrten vor meinen Lidern, Druck stieg hoch und intensivierte das Flirren. Ich atmete tief ein, lenkte die Luft in die Flanken und in den Bauch, füllte mein ganzes Lungenvolumen, um dann meinen Atem wieder langsam über meine leicht geöffneten Lippen strömen zu lassen. Das half. Mein Puls beruhigte sich, der Druck ließ nach, das Flirren ebenfalls. Als ich die Augen öffnete, traf mich Fannys besorgter Blick: „Ich hatte gehofft, du würdest dich freuen. Zumindest ein wenig." Ihre Stimme war samtig vor Mitgefühl. Ich sah an ihr vorbei, unfähig, auf ihre Aussage zu reagieren, immer noch tief und methodisch atmend. „Weil dich Arthurs finanzielle Sorgen jetzt eben nichts mehr angehen", fügte sie erklärend hinzu. Ich wusste noch immer nicht, was ich sagen sollte. Statt einer Antwort griff ich nach meiner Tasse und führte sie, obwohl sie leer war, an den Mund.

Wir schwiegen nun beide.

Schließlich schlug Fanny mit der flachen Hand auf den Tisch, eine energische Geste, voll Dynamik und Elan: Angelegenheit erledigt, gehen wir zum nächsten Tagesordnungspunkt über. Sie griff in ihre Handtasche und holte eine Viererkette zusammenhängender Fotos hervor, wie man sie vor zwanzig oder dreißig Jahren in Passbildautomaten erhalten hatte. Sie schob die Fotos zu mir hin. Jedes einzelne zeigte Jürgen und Fanny in der Pose verliebter Teenager. Sie saß auf seinem Schoß, die Augen geschlossen und den Mund zu einem haltlosen Lachen aufgerissen. Er wurde teilweise von ihrem Oberkörper verdeckt und sah an ihr vorbei, ebenfalls lachend. Jedes Foto unterschied sich minimal vom vorhergehenden, erinnerte mit den subtilen Änderungen an ein Suchbild. Das Motiv war jedoch dasselbe. Bei Fannys Fotostreifen handelte es sich um die elektronische Nachbearbeitung eines einzigen Fotos, nicht um vier originale Automatenfotos. Gut sahen sie in jedem Fall aus, ein aktives Pärchen, das nicht vorhatte, seine Zukunft geduldig zu erwarten. Jürgen sah freilich so aus, als habe er sich schon vor Jahren nicht mehr gedulden müssen.

„Ich habe mir deine Webseite vor ein paar Tagen angesehen."

„Tatsächlich?"

Fanny nickte: „Dass du gut malen konntest, wusste ich. Aber dass du es so gut kannst, hat mich dann doch wieder einmal aufs Neue beeindruckt."

„Danke, Fanny."

„Malst du mir ein Bild auf Basis dieser Fotos? Ich möchte es fürs Büro. Ich zahle natürlich."

„Du möchtest, dass ich dich und Jürgen wie zwei verliebte Teenager in den Neunzehnneunzigerjahren male? Und das Bild willst du ins Büro hängen?"

Fanny nickte, ihre Augenbrauen und Mundwinkel zu einem Ausdruck übertriebener Begeisterung hochgezogen. Lustig sollte das Aussehen, auf eine souveräne Art selbstironisch: „Natürlich. Wir verkaufen nicht einfach Lebensmittel. Wir verkaufen Lebensfreude, gute Laune. Das zeigen doch die Bilder." Das Bedürfnis, sie zu ohrfeigen, überkam mich. Um zu verhindern, dass ich es auch tat, verschränkte ich meine Arme: „Billig wird das nicht."

„Macht nichts. Es ist etwas Besonderes und wir würden uns sehr freuen."

„Na gut. Ich sehe es mir zuhause in Ruhe an und sage dir dann, was ich dafür haben möchte.“

„Großartig.“

Fanny zwinkerte mir komplizenhaft zu und schüttelte ihren Pferdeschwanz im Takt eines nur für sie hörbaren Hitparadensongs. Energisch sah sie sich im Lokal um und hob die Hand, sobald der Kellner sie bemerkt hatte. Sie bezahlte beide Kaffees, gab drei Euro Trinkgeld und griff nach ihrer Handtasche. „Ich muss los, Süße.“ Und schon war sie aufgestanden und hatte sich über den Tisch geneigt, damit ich sie zum Abschied auf beide Wangen küssen konnte. Doch ich blieb sitzen und betrachtete prüfend ihr von hohen Backenknochen strukturiertes Gesicht. Dann zitierte ich, wobei ich jedes Wort mit besonderer Sorgfalt aussprach: „Ich riet meiner besten Freundin schlecht, weil ich ihr Glück nicht ertrug.“

Keine Reaktion.

Fanny schien zu erstarren und auch ihr Gesicht war wie eingefroren: Lippen gespitzt, Augenbrauen leicht hochgezogen. Schließlich löste sich ihr Kussmund und der konzentrierte, an Aggression erinnernde Ausdruck von Verwirrung breitete sich aus. Sie richtete sich auf: „Wie bitte?“

„Ich riet meiner besten Freundin schlecht, weil ich ihr Glück nicht ertrug.“

„Ist das aus irgendeinem Film?“

„Du kennst diesen Spruch nicht?“

Fanny schüttelte den Kopf. Vielleicht etwas zu heftig. Vielleicht war es aber auch nur mein Verdacht, der mich ihr Kopfschütteln als theatralische Übertreibung deuten ließ.

„Dieser Spruch ist von einer Webseite, auf der Menschen ihre Geheimnisse posten.“

„Ach ja? Spannend. Aber warum fällt dir das jetzt ein?“

„Ich dachte, du kennst ihn vielleicht.“

„Nein.“

In einem comicartigen Ausdruck von Ratlosigkeit zog Fanny ihre Stirn in Falten und formte ihren Mund zu einer Schnute. Dann lachte sie unsicher, wie jemand, der nicht so recht weiß, ob er der Adressat einer spitzen Bemerkung ist, sich aber keine Blöße geben will. „Ich muss jetzt wirklich los, Vanja. Aber ich kann dir versichern, dass ich den Spruch nicht kenne." Sie berührte mich am Oberarm, vorsichtig, zärtlich geradezu: „Rufst du mich an, wenn du dir überlegt hast, was du für das Portrait verlangen wirst?"

Ich nickte, Fanny stand auf und ging zur Tür. Ein älterer Herr in einem dunkelblauen Stoffmantel trat ein, Fanny machte ihm Platz und nutzte die Gelegenheit, um mir zuzuwinken. Ich hob ebenfalls die Hand, nur ein wenig. Und dann war sie auf der Straße, eine junge, zutiefst rätselhafte, vielleicht bösartige Frau.

*

Ich blieb noch eine Weile sitzen, ratlos, was ich von allem zu halten hatte, und betrachtete die Fotos von Fanny und Jürgen. Doch die Ratlosigkeit nahm nicht ab, da konnte ich die Glückspose der beiden anstarren, so lange ich wollte. Nur ein Beschluss, wie vordergründig und kindisch er auch war, ließ sich mit aller Deutlichkeit fassen: Ich würde Fanny den doppelten Preis verrechnen und sie auf ihr selbstverliebtes Bürobild warten lassen. Wenn ich es überhaupt jemals malen würde. Denn zuvor musste ich ein anderes Bild beginnen, eines, von dem ich noch nicht wusste, ob ich es verschenken oder behalten würde. Das Bild würde zwei junge Menschen zeigen, einen Mann und eine Frau. Beide tragen Sportkleidung, beide haben ein Handtuch um den Nacken gelegt. Sie lachen auffallend glücklich.

Keine Ahnung, was ich mir von diesem Bild versprach, einen Abschluss vielleicht, eine Transformation überschüssiger Energien. Wahrscheinlich die Möglichkeit, das, was nicht war, in einem Zwischenort sein zu lassen. Ich würde mir Mühe geben, große Mühe. Dieses Bild sollte besonders *schön* werden: nicht nur mein ganzes Können, sondern all die nicht eingelösten Versprechen eines Jahres sollten darin enthalten sein, nein, mehr noch: sichtbar werden. Auch ein unwissender Betrachter sollte an Farbe und Strichführung erkennen: Das war nicht beliebig. Hier war es um etwas gegangen.

Ich stand auf und griff nach meiner Handtasche, grüßte den Kellner und verließ das Café. Zügig ging ich den Gehsteig entlang, spürte die kalte Luft als Prickeln auf meinen Wangen. Nach einigen Metern blieb ich jedoch wieder stehen und korrigierte den Sitz meiner Wollhaube. Nachdem ich mich in der Schaufensterspiegelung als verbesserte Version meiner selbst anerkannt hatte, ging ich weiter in Richtung Kreuzung, vorbei an einem Hund, der gegen den Pfosten eines Stoppschildes pisste, und einem Bettler, der mir eine Plastikschale klappernd entgegenhielt. Meine Schritte mögen nicht ganz so energisch gehallt haben wie Fannys, doch ich setzte einen Fuß vor den anderen, ganz wie jemand, dem der Herbstwind so wenig Feind ist wie das dunkle Brüten der Julisonne. Knochen war mir keiner gebrochen. Diese Bilanz ließ sich ziehen. Und vom Herz, dieser täuschbaren Pumpe, wollen wir jetzt gar nicht groß reden. Die Schinderei im *Dumbbells* zeigte ihre Wirkung: Der Blutdruck gut, etwas zu niedrig, vielleicht, aber gut, kein Grund zur Sorge. An Fanny wollte ich nicht mehr denken. Soll sie doch getan haben, was sie auch immer getan hat. Soll sie doch hingehen, wohin sie auch immer geht. Arthur aber möge genesen. Nein, muss genesen: Hoffnung und gute Prognosen gibt es doch auch. So ungerecht kann das Leben doch nicht sein, dass einer geschlagen wird mit einer Krankheit, wie aus dem Nichts heraus und ganz ohne sein Dafürkönnen, und andere sich bei seinen Verdiensten und Träumen bedienen, als wären sie zu verschenkendes Umzugsmobiliar. Ich würde ihn wieder besuchen, meinen Arthur. Mit Bild, ohne Bild, wir werden sehen, wenn möglich mit jener Zuversicht, die ein gutes Ende als Möglichkeit aufzeigt, ohne dadurch das mögliche dicke Ende umso plastischer vor Augen zu führen. Jürgen: ihm, was auch immer. Und mir, nur eines: keine Bitterkeit, keine Bitterkeit.

Wer sagt denn, dass ein Wunsch falsch war, nur weil er nicht in Erfüllung ging.

Danksagung und Nachweise

Für Vorschläge, Hinweise und kritische Anmerkungen zum Typoskript seien ganz besonders Bernd Franz, Marion Steinfellner und Andreas Baumgartner gedankt. Hannes Fromm, Max Frei und Marty Doohan seien für ihre Anregungen und gute Gesellschaft gedankt. Ein großer Dank auch an Raimund Hofmann, der die juristisch gefärbten Passagen im Roman geprüft hat. Manche von Vanjas Bildern sind von den Arbeiten des englischen Malers James Larcey inspiriert (http://larcey.blogspot.co.at/). Ihm sei hier ein ganz herzlicher Dank ausgesprochen. Eine Webseite mit anonym veröffentlichen Geheimnissen findet sich unter www.postsecrets.com.

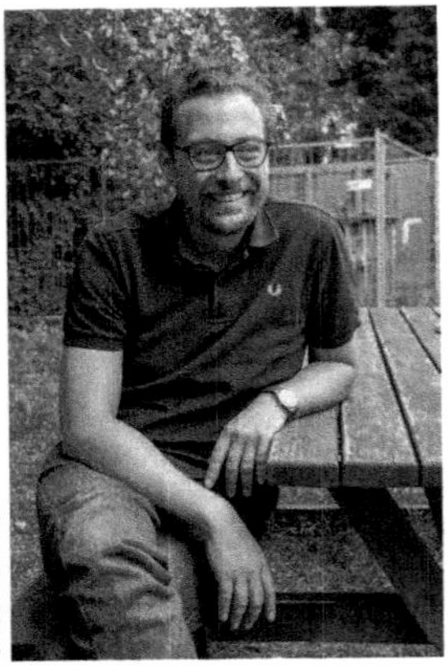

© Ida Kreutzer

Johannes Wally

Geboren 1978 in Wien. Promovierter Anglist, lehrt und forscht am Institut für Anglistik der Karl-Franzens-Universität Graz. Sein literarisches Debut *Absprunghöhen* (Leykam, 2014) wurde mit dem Literaturpreis der Steiermärkischen Sparkasse ausgezeichnet. Seine Monographie *Secular Falls from Grace* (Wissenschaftlicher Verlag Trier, 2015) zu Neoatheismus und englischsprachiger Gegenwartsliteratur erhielt den Josef Krainer-Förderungspreis für Geisteswissenschaften. Er publiziert in verschiedenen Literaturzeitschriften, u.a. *Lichtungen*, *Akzente* und *Manuskripte*.

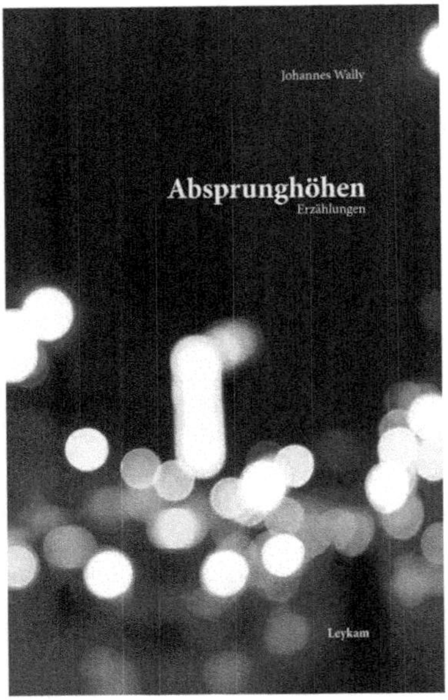

Bei Leykam erschienen:

Absprunghöhen

Erzählungen

Mit viel Sinn für Ironie erzählt Johannes Wally vom ganz alltäglichen Gelingen und Scheitern, von psychologischen Verstrickungen und ökonomischen Zwängen.

228 Seiten, gebunden

ISBN 978-3-7011-7929-9